Kohlhammer

Die Autorinnen, die Autoren

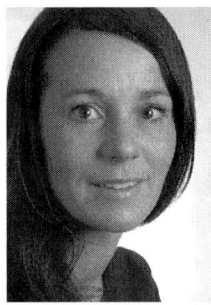

Mareen Machner, Dipl. Wipäd., M. Sc., cand. Dr. rer. medic, Fachkrankenpflegerin A+I und Notfallpflege. Derzeitige Tätigkeit: Leitung des Lernzentrums, Prodekanat für Studium und Lehre, Charité – Universitätsmedizin Berlin; sowie fachliche Leitung der Fachweiterbildungen Notfallpflege am Berliner Bildungscampus für Gesundheitsberufe (BBG).

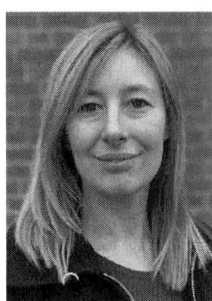

Ronja Behrend, Dr. rer. medic., Physiotherapeutin B. A., Management im Gesundheitswesen M. Sc. Derzeitige Tätigkeit: wissenschaftliche Mitarbeiterin der Charité – Universitätsmedizin Berlin, Prodekanat für Studium und Lehre, Semesterkoordination Modellstudiengang Medizin. Arbeitsschwerpunkt: Weiterentwicklung interprofessioneller Ausbildung der Gesundheitsberufe.

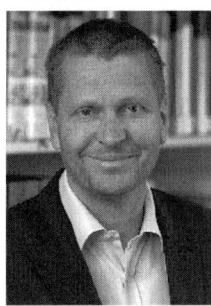

Arnold Kaltwasser, B. Sc. Fachkrankenpfleger A+I, Intensive Care Practitioner. Derzeitige Tätigkeit: Fachbereichsleiter Weiterbildung an der Akademie der Kreiskliniken Reutlingen GmbH. Mitglied der nationalen Steuerungsgruppe Peer Review der DIVI und Mitglied der AG Qualitätssicherung Intensivmedizin der Landesärztekammer Baden-Württemberg.

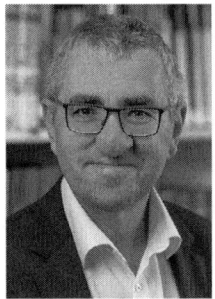

Rolf Dubb, B. Sc., M. A., Fachkrankenpfleger A+I, Intensive Care Practitioner. Derzeitige Tätigkeit: Fachbereichsleiter Weiterbildung und Leitung Simulationszentrum an der Akademie der Kreiskliniken Reutlingen GmbH, Mitglied der nationalen Steuerungsgruppe Peer Review der DIVI und Mitglied der AG Qualitätssicherung Intensivmedizin der Landesärztekammer Baden-Württemberg.

Unter Mitarbeit von

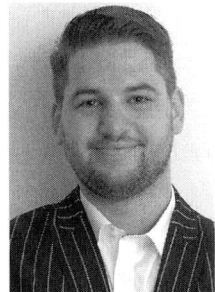

Tim Halfen, Fachgesundheits- und Krankenpfleger für Anästhesie, Rettungssanitäter, Bildungsreferent und stellvertretende Leitung des Bildungswerk des DRK-Kreisverband Bonn, cand. B. Sc. Pflegepädagogik.

Mareen Machner/Ronja Behrend/
Arnold Kaltwasser/Rolf Dubb

Praxiseinsatz in Notaufnahme, Intensivstation und Anästhesie

Nachweis von Praxisaufträgen für Studium, Aus-, Fort- und Weiterbildung

Verlag W. Kohlhammer

Dieses Werk einschließlich aller seiner Teile ist urheberrechtlich geschützt. Jede Verwendung außerhalb der engen Grenzen des Urheberrechts ist ohne Zustimmung des Verlags unzulässig und strafbar. Das gilt insbesondere für Vervielfältigungen, Übersetzungen, Mikroverfilmungen und für die Einspeicherung und Verarbeitung in elektronischen Systemen.

Die Wiedergabe von Warenbezeichnungen, Handelsnamen und sonstigen Kennzeichen in diesem Buch berechtigt nicht zu der Annahme, dass diese von jedermann frei benutzt werden dürfen. Vielmehr kann es sich auch dann um eingetragene Warenzeichen oder sonstige geschützte Kennzeichen handeln, wenn sie nicht eigens als solche gekennzeichnet sind.

Es konnten nicht alle Rechtsinhaber von Abbildungen ermittelt werden. Sollte dem Verlag gegenüber der Nachweis der Rechtsinhaberschaft geführt werden, wird das branchenübliche Honorar nachträglich gezahlt.

Dieses Werk enthält Hinweise/Links zu externen Websites Dritter, auf deren Inhalt der Verlag keinen Einfluss hat und die der Haftung der jeweiligen Seitenanbieter oder -betreiber unterliegen. Zum Zeitpunkt der Verlinkung wurden die externen Websites auf mögliche Rechtsverstöße überprüft und dabei keine Rechtsverletzung festgestellt. Ohne konkrete Hinweise auf eine solche Rechtsverletzung ist eine permanente inhaltliche Kontrolle der verlinkten Seiten nicht zumutbar. Sollten jedoch Rechtsverletzungen bekannt werden, werden die betroffenen externen Links soweit möglich unverzüglich entfernt.

1. Auflage 2021

Alle Rechte vorbehalten
© W. Kohlhammer GmbH, Stuttgart
Gesamtherstellung: W. Kohlhammer GmbH, Stuttgart

Print:
ISBN 978-3-17039582-4

E-Book-Formate:
pdf: ISBN 978-3-17-039583-1

Auszubildende*r/Lernende*r

Name, Vorname

Anschrift

Telefonnummer

E-Mail-Adresse

Praxispartner*in

Anschrift der Ausbildungsstätte

Kursleiter*in

Telefonnummer

E-Mail-Adresse

Ausbildungszeitraum

Präambel

Wir leben in einer Zeit, in der strukturelle Veränderungen in vielen Arbeitsbereichen durch komplexe Anforderungen am Arbeitsplatz ständig wachsen. Demzufolge steigen auch die Anforderungen an die Gesundheitsprofessionen, die in der Notaufnahme, der Anästhesie und auf den Intensivstationen arbeiten, deutlich an. Dadurch steigt gleichzeitig auch der Wert und die Bedeutung einer umfassenden beruflichen und weiterführenden Bildung. Es setzt dabei ein hohes Maß an Eigenverantwortlichkeit voraus, um das bereits erworbene fundierte Wissen im Laufe des Berufslebens stetig mit aktuellem und spezifischem Fachwissen zu erweitern.

Ein grundlegender Unterschied in der Notfallversorgung zu anderen Bereichen ist das leitsymptomorientierte Handeln. Die Mitarbeiter*innen müssen nicht nur auf ein fundiertes Fachwissen in Bezug auf notfallmedizinisch relevante Erkrankungen zurückgreifen können, sondern auch in der Lage sein, die besonderen Belastungen der Patient*innen wahrzunehmen und in situationsgerechtes und empathisches Handeln umzusetzen. Hinzu kommt, dass die Zusammenarbeit der verschiedenen Professionen – gerade in kritischen Bereichen wie der Notaufnahme – von Bedeutung für reibungslose und sichere Abläufe ist. Daher benötigen die Gesundheitsprofessionen neben fachlichen Kompetenzen ebenso soziale, kommunikative sowie interprofessionelle Kompetenzen.

Diese erlangen sie u. a. durch *Studium, Aus-, Fort- und Weiterbildungen* und durch lebenslanges Lernen während des Berufslebens. In Lehrveranstaltungen, aber auch bei praktischen Einsätzen auf Station können Einstellungen und Verhaltensweisen reflektiert und gemeinsam evaluiert werden. Ein enger Theorie-Praxis-Transfer untermauert den Qualifizierungsprozess und trägt somit zu einer Stärkung des beruflichen Selbstverständnisses und einer patient*innenorientierten Versorgung bei.

Das vorliegende Praxishandbuch beinhaltet Praxisaufträge zu definierten Behandlungsanlässen und deren Leitsymptomen sowie Diagnosen, die in der Notaufnahme, Intensivstation und in der Anästhesie relevant sind.

Dieses Praxishandbuch wird Sie bei Ihren praktischen Einsätzen im Rahmen von Studium, Aus-, Fort- und Weiterbildung begleiten und ist so gestaltet, dass es von unterschiedlichen Berufsgruppen – z. B. Pflege, Medizin, Therapieberufe u. a. verwendet werden kann.

Es unterstützt beim strukturierten Erwerben fachlicher, sozialer, kommunikativer und interprofessioneller Kompetenzen, indem es anhand konkreter Behandlungsanlässe sowie deren Leitsymptomen das Lernen strukturiert.

Wir wünschen allen Lernenden Erfolg und viele gute Lernerfahrungen bei der Weiterbildung bzw. beim Erlernen Ihres Berufes.

Mareen Machner
Dr. Ronja Behrend
Rolf Dubb
Arnold Kaltwasser

Inhalt

Präambel	7
Abkürzungsverzeichnis	11
1 Nutzung und Überblick über die Inhalte des Buches	13
1.1 Nutzung des Buches	13
1.2 Überblick über alle Praxisaufträge	16
2 Kompetenzen	19
2.1 Europäischer Qualifikationsrahmen	19
2.2 Interprofessionelle Kompetenz im Gesundheitswesen	19
3 Praktikumsnachweise für die Notaufnahme	21
3.1 Dyspnoe bei Erwachsenen – Leitsymptom »Akuter Brustschmerz«	23
3.2 Unwohlsein beim Erwachsenen – Leitsymptom »Sepsisverdacht«	25
3.3 Kopfverletzung – Leitsymptom »Veränderter Bewusstseinszustand«	27
3.4 Schweres Trauma – Leitsymptom »Schweres Trauma«	29
3.5 Auffälliges Verhalten – Leitsymptom »Neurologisches Defizit«	31
3.6 Generelle Indikatoren – Leitsymptom »Herz-Kreislaufstillstand«	33
3.7 Kollaps – Leitsymptom »Kollaps«	35
3.8 Abdominelle Schmerzen bei Erwachsenen – Leitsymptom »Stärkster Schmerz«	37
3.9 Allergien – Leitsymptom »Allergische Reaktion«	39
3.10 Auffälliges Verhalten – Leitsymptom »Hohes Risiko künftiger Eigengefährdung«	41
3.11 Gesichtsprobleme – Leitsymptom »Blutungen«	43
3.12 Atemprobleme bei Erwachsenen – Leitsymptom »Atemnot«	45
3.13 Überdosierung und Vergiftung – Leitsymptom »Veränderter Bewusstseinszustand«	47
3.14 Augenprobleme – Leitsymptom »Augenverletzung«	49
3.15 Urologische Probleme – Leitsymptom »Urologisches Problem«	51
3.16 Schwangerschaftsprobleme – Leitsymptom »Gynäkologische Probleme«	53
3.17 Unwohlsein beim Erwachsenen – Leitsymptom »Akutes neurologisches Defizit«	55
3.18 Angriff (Zustand nach) – Leitsymptom »Auffälliger Verletzungsmechanismus«	57
3.19 Selbstverletzung – Leitsymptom »Hohes Risiko der Fremdgefährdung«	59
3.20 Assistenz bei Kardioversion – Leitsymptom »Auffällige kardiale Anamnese«	61
3.21 Wunden – Leitsymptom »Lokale Infektion«	63
3.22 Schockraummanagement – Leitsymptom »Schweres Trauma«	65
3.23 Extremitätenproblem – Leitsymptom »Stärkster Schmerz«	67
3.24 Assistenz bei dem Legen einer Thoraxdrainage	69
4 Praktikumsnachweis für die pädiatrische Notaufnahme	71
4.1 Unwohlsein bei Kindern – Leitsymptom »Das fiebernde Kind«	73
4.2 Unwohlsein bei Kindern – Leitsymptom »Das bewusstseinseingeschränkte Kind«	75
4.3 Atemprobleme bei Kindern – Leitsymptom »Atemnot«	77
4.4 Kindeswohlgefährdung – Leitsymptom »Auffälliger Verletzungsmechanismus«	79
5 Praktikumsnachweis für die Intensivstation und Anästhesie	81
5.1 Die beatmete Patient*in	83
5.2 Postoperatives Schmerzmanagement	85
5.3 Narkoseverfahren, i. v.-Anästhetika und Inhalationsanästhesie	87
5.4 Airwaymanagement – »Schwieriger Atemweg«	89
5.5 Beatmung beim Akuten Atemnotsyndrom (ARDS)	91
5.6 Akute organische psychische Störung – »Delir«	93

5.7	Atemprobleme beim Erwachsenen – »Chronic obstructive pulmonary disease (COPD)«	95
5.8	Kardiologie – Betreuung nach Herzkatheteruntersuchung	97
5.9	Therapie bei Hypovolämischem Schock	99
5.10	Extrakorporale Verfahren – »Betreuung einer Patient*in mit ECLS«	101
5.11	Kardiale Ursache – »Herzrhythmusstörungen«	103
5.12	Intracerebrale Blutung – »Veränderter Bewusstseinszustand«	105
5.13	Sectio Caesarea	107
5.14	Narkose bei Kindern	109
5.15	Betreuung bei Lokalanästhesie	111
5.16	Akutes Nierenversagen	113
5.17	Pneumonie	115
5.18	Patient*innentransport	117
5.19	Patient*innen mit Verbrennungen	119
5.20	Postoperative Überwachung	121
5.21	Wärmemanagement	123
5.22	Akute Pankreatitis	125

Schlusswort ... 127

Literatur ... 128

Abkürzungsverzeichnis

ACS	Akutes Koronarsyndrom
ALS	Advanced Life Support
ARDS	Adult Respiratory Distress Syndrom/Akutes Atemnotsyndrom
ASB	Assisted Spontaneous Ventilation
ATLS®	Advanced Trauma Life Support®
AWMF	Arbeitsgemeinschaft der Wissenschaftlichen Medizinischen Fachgesellschaften e.V.
BGA	Blutgasanalyse
BLS	Basic Life Support
BPS	Behavioral Pain Scale
CAM-ICU	Confusion Assessment Method for Intensive Care Unit
CMV	Continuous Mandatory Ventilation
CPAP	Continuous positive airway pressure
CPR	Kardiopulmonale Reanimation
COPD	Chronisch obstruktive Lungenerkrankung
CRM	Crew Ressource Management
DIVI	Deutsche Interdisziplinäre Vereinigung für Intensiv- und Notfallmedizin
DNQP	Deutsches Netzwerk für Qualitätsentwicklung in der Pflege
DOG	Deutsche Ophthalmologische Gesellschaft e.V.
DSM-V	5. Ausgabe des Diagnostic and Statistical Manual of Mental Disorders
ECLS	Extrakorporeller Life Support
EKG	Elektrokardiogramm
GCS	Glasgow Coma Scale
GOLD	Global Initiative for Chronic Obstructive Lung Disease
ICB	Intracerebrale Blutung
ICDSC	Intensive Care Delirium Screening Checklist
ICH	Intracerebral hemorrhage (Intrazerebrale Blutung)
KODE®	Kompetenz-Diagnostik und -Entwicklung
KRINKO	Kommission für Krankenhaushygiene und Infektionsprävention
NRS	Numerische Rating-Skala
NuDESC	Nursing Delirium Screening Scale
PCV	Pressure Controlled Ventilation
qSOFA	Sepsis-related organ failure assessment score
RKI	Robert Koch-Institut
SAB	Subarachnoidalblutung
SHT	Schädel-Hirn-Trauma
VAS	Visuelle Analogskala
VT	Tidalvolumen

1 Nutzung und Überblick über die Inhalte des Buches

1.1 Nutzung des Buches

Dieses Buch wird Sie bei Ihren Praxiseinsätzen in der Notaufnahme und auf der Intensivstation bzw. Anästhesie begleiten. Es dient dazu, Ihr praktisches Lernen zu dokumentieren[1].

Ganz vorne können Sie Ihren Namen und Ihre Ausbildungsstätte (Universität/Fachhochschule/Pflegeschule/Weiterbildungsinstitut o. ä.) eintragen und das Buch damit personalisieren.

Das aktuelle Kapitel (▶ Kap. 1) gibt einen Überblick darüber, was Sie im Buch erwartet und wie Sie mit diesem Buch arbeiten können. Es gibt Ihnen Ausfüllhinweise für die Praxisaufträge und die Leistungsbeurteilung.

In Kapitel zwei folgen Informationen zu Kompetenzen und verschiedene Rahmenwerke werden vorgestellt (▶ Kap. 2).

Kapitel drei (▶ Kap. 3), vier (▶ Kap. 4) und fünf (▶ Kap. 5) enthalten die Praxisaufträge für die Bereiche Notaufnahme, Anästhesie und Intensivstation. Jeder Praxisauftrag umfasst zwei Seiten: Eine mit allgemeinen Angaben, Lernzielen und der Aufgabenstellung. Dieses dient Ihnen als Raster für die Befundung/Anamnese der Patient*innen und kann Ihnen für die Strukturierung bei der Patient*innenpräsentation helfen. Die unter den Arbeitsaufträgen aufgeführten Fragen sollten Sie bei Ihrer Patient*innenvorstellung mit Ihrer Paxisanleiter*in bzw. supervidierenden Person bei der Beantwortung unterstützen.

Hinweise zum Ausfüllen der Praxisaufträge entnehmen Sie bitte der Beispieltabelle (▶ Tab. 1).

Tab. 1: Ausfüllhilfe und Info zu den Praxisaufträgen

Praxisauftrag: *Atemproblem bei Erwachsenen*		Leitsymptom: *Brustschmerz*
Modulzuordnung	Hier können Sie eine Modulzuordnung eintragen, falls es in Ihrer Ausbildung/Studium/Weiterbildung eine Zuordnung gibt (z. B. Modul 1).	
Einsatzort	Hier tragen Sie den Einsatzort ein, z. B. pädiatrische Notaufnahme.	
Praxisanleiter*in oder Supervisor*in	Name Ihrer betreuenden Praxisanleiter*in, supervidierenden Ärzt*in o. ä.	
Lernziele: Hier finden Sie die Lernziele, die Sie beim Bearbeiten des Praxisauftrages erreichen sollen. Diese beschreiben immer etwas, das Sie wissen oder können sollen. *Z. B.: Die Lernenden kennen Ursachen und Symptome einer Sepsis.*		
Aufgabenstellung: Hier sind die Aufgabenstellungen benannt, die Sie bei der Befundung und beim Vorstellen der Patient*in bearbeiten und beantworten sollen. Ihre Paxisanleiter*in bzw. supervidierende Person wird/kann dies als Schema für Ihre Patientenvorstellung verwenden.		

---

[1] Als Teilnehmer*in der Weiterbildung sind Sie verpflichtet, das Praxishandbuch sorgfältig zu führen und aufzubewahren. Unterschriftsberechtigt sind die anleitenden Pflegepersonen bzw. Anleiter*innen der Einsatzorte. Die Praxisanleitungen sollen unmittelbar im Anschluss an die Unterweisung dokumentiert werden. Das Praxishandbuch wird nach jedem praktischen Einsatz von der Weiterbildungsstätte eingesehen.

Im Anschluss an den jeweiligen Praxisauftrag ist ein Bewertungsbogen zur Leistungsbeurteilung (Fremdevaluation) dargestellt. Diese Seite bietet die Möglichkeit zur Leistungsbeurteilung und wird durch Ihre betreuende Praxisanleiter*in bzw. supervidierende Person ausgefüllt. Dadurch wird außerdem dokumentiert, dass Sie den Praxisauftrag erfüllt haben.

Hinweise zum Ausfüllen der Leistungsbeurteilung: In sechs Kompetenzbereichen können die Lernenden durch die Praxisanleiter*in bzw. supervidierende Person jeweils auf einer Skala von »sehr stark ausgeprägt« bis »gar nicht ausgeprägt« bewertet werden. Dies kann z. B. bei den Bildungs- bzw. Fortbildungsinstitutionen zum Nachweis des praktischen Lernens vorgelegt werden. Zusätzlich erhalten die Lernenden dadurch ein Feedback über den Stand ihrer Fähigkeiten/Fertigkeiten.

Tab. 2: Leistungsbeurteilung

	sehr stark ausgeprägt	stark ausgeprägt	eher stark ausgeprägt	etwas ausgeprägt	wenig ausgeprägt	gar nicht ausgeprägt
1. Entscheidungsfähigkeit Fähigkeit notwendige Entscheidungen unverzüglich zu treffen						
2. Initiative Fähigkeit notwendige Handlungen/Maßnahmen aktiv zu beginnen bzw. einzuleiten						
3. Kommunikationsfähigkeit Fähigkeit mit anderen erfolgreich zu kommunizieren						
4. Teamfähigkeit Fähigkeit im Team erfolgreich zu arbeiten						
5. Eigenverantwortung Fähigkeit eigenverantwortlich und selbstständig zu handeln						
6. Delegieren Fähigkeit Aufgaben sinnvoll zu verteilen						

Erläuterung zu den Kompetenzen zur Leistungsbeurteilung

Zu den hier genannten sechs Kompetenzen, die zur Bewertung zur Verfügung stehen folgen nun jeweils kurze Erläuterungen. Diese lehnen sich an das KODE®-Verfahren an, welches ein etabliertes Modell für die Kompetenzmessung in der Praxis ist. Mit dem Kompetenzatlas ist es erstmalig gelungen, Teilkompetenzen logisch zuzuordnen und die Zusammenhänge darzustellen. Diese unterscheiden sich in Meta- Grund und Basiskompetenzen und werden in 64 Schlüsselkompetenzen und deren Querschnittskompetenzen unterteilt. Die vorgestellten Kompetenzen zur Leistungsbeurteilung sind für den klinischen Alltag relevant (Heyse et al. 2015; Sauter und Staudt 2016).

Kasten 1: Erläuterungen der Teilkompetenzen nach Heyse (Heyse et al. 2015)

1. Entscheidungsfähigkeit: Fähigkeit, notwendige Entscheidungen unverzüglich zu treffen

Ist das Vermögen, aktiv und selbstbestimmt die unterschiedlichen Handlungsmöglichkeiten voll wahrzunehmen, um einen Auftrag oder eine Aufgabe zu erfüllen. Das schließt stets selbstständige, kreative Zielsetzungen ein. Setzt deutliche Prioritäten, um zu handeln; konzentriert sich auf das Wesentliche.

2. Initiative: Fähigkeit, Handlungen aktiv zu beginnen

Engagiert sich persönlich stark bei Beginn und bei der Durchführung von Arbeitsprozessen. Führt Arbeiten und Aufgaben durch die Entwicklung eigener Zielvorstellungen und Ideen aktiv zum Erfolg.

3. Kommunikationsfähigkeit: Fähigkeit mit anderen erfolgreich zu kommunizieren

Geht auf andere offen und wohlwollend, aber ohne Distanzlosigkeit zu, knüpft schnell Kontakte und baut diese aus und zeigt Wertschätzung gegenüber Gesprächspartnern geht auf diese ein, hört aktiv zu, begegnet Einwänden sachlich und frustrationstolerant. Spricht und schreibt verständlich sowie überzeugt andere durch die Identifikation mit den eigenen Argumenten.

4. Teamfähigkeit: Fähigkeit, im Team erfolgreich zu arbeiten

Ist die persönliche Bereitschaft und Fähigkeit, in einer Gruppe zu arbeiten, Meinungen und Gedanken anderer weiterzuentwickeln und sich auf Gruppenprozesse einlassen zu können. Dabei muss ein stetiges, dynamisches Gleichgewicht zwischen dem eigenen Leistungsniveau, dem gemeinsamen durchschnittlichen Leistungsniveau der Teammitglieder*innen sowie den sozialen Leistungs- und Wertvorgaben gefunden werden. Teamfähigkeit schließt die Fähigkeit ein, aus einzelnen Personen mit deren Unterschiedlichkeiten, eine Gemeinschaft zu gestalten, die Neuem gegenüber aufgeschlossen und handlungsbereit ist und sich gegenüber anderen Personen und Teams nicht ablehnend verhält.

5. Eigenverantwortung: Fähigkeit, verantwortlich und selbstständig zu handeln

Ist die Ausnutzung des eigenen Handlungsspielraums und der darin möglichen Verwirklichung des entsprechenden Verantwortungsbewusstseins. Eigenverantwortung ist wesentlich moralisch bedingt und erfordert die persönliche Identifikation mit sittlichen, sozialen und politischen Wertforderungen, insbesondere auf die eigene Arbeitssphäre angewandt.

6. Delegieren: Fähigkeit, Aufgaben sinnvoll zu verteilen

Überträgt persönliche Verantwortung auf andere mit dem Ziel einer Verbesserung der Zusammenarbeit; regt sie an und ermutigt sie zur Selbstständigkeit. Schätzt die Stärken und Schwächen von Mitarbeiter*innen differenziert ein und delegiert dadurch sinnvoll und effektiv.

Bindet andere ohne Misstrauen in Verantwortung ein und beteiligt sich an Entscheidungen und erhöht damit die Delegationsmöglichkeiten.

1.2 Überblick über alle Praxisaufträge

Hier sehen Sie eine Übersicht über alle Praxisaufträge, die in diesem Buch vorhandenen sind. Sie haben die Möglichkeit, für sich selbst zu dokumentieren, welche Praxisaufträge Sie bereits bearbeitet haben und wie sicher Sie sich fühlten. Diese Seite soll Ihnen zur Übersicht über Ihren Lernfortschritt dienen. Nehmen Sie die Eintragungen ggf. mit Bleistift vor, damit Sie sie im Laufe der Zeit anpassen können.

Tab. 3: Ausfüllbeispiel

	Praxisaufträge	Bearbeitet (Ja/Nein)	Wie sicher haben Sie sich bei der Ausführung gefühlt? (sehr sicher/sicher/unsicher/sehr unsicher)	Kommentar/Bemerkung/Notizen
	Praktikumsnachweis für die Notaufnahme			
3.1	Dyspnoe bei Erwachsenen – Leitsymptom »*Akuter Brustschmerz*«	*Ja*	*sehr sicher*	*Ich habe schon mehrere Patient*innen mit Dyspnoe gesehen. Die Patient*innenvorstellung lief gut. Ich habe gutes Feedback zu XY erhalten.*
3.2	Unwohlsein beim Erwachsenen – Leitsymptom »*Sepsisverdacht*«	*Nein*		
3.3	Kopfverletzung – Leitsymptom »*Veränderter Bewusstseinszustand*«	*Ja*	*unsicher*	*Ich fühle mich noch sehr unsicher. Meine Praxisanleiterin hat mir geraten, mein Wissen zu XY zu vertiefen.*
	usw.			

Tab. 4: Überblick über alle Praxisaufträge

	Praxisaufträge	Bearbeitet (Ja/Nein)	Wie sicher haben Sie sich bei der Ausführung gefühlt? (sehr sicher/sicher/unsicher/sehr unsicher)	Kommentar/Bemerkung/Notizen
	Praktikumsnachweis für die Notaufnahme			
3.1	Dyspnoe bei Erwachsenen – Leitsymptom »*Akuter Brustschmerz*«			
3.2	Unwohlsein beim Erwachsenen – Leitsymptom »*Sepsisverdacht*«			
3.3	Kopfverletzung – Leitsymptom »*Veränderter Bewusstseinszustand*«			
3.4	Schweres Trauma – Leitsymptom »*Schweres Trauma*«			
3.5	Auffälliges Verhalten – Leitsymptom »*Neurologisches Defizit*«			
3.6	Generelle Indikatoren – Leitsymptom »*Herz-Kreislaufstillstand*«			
3.7	Kollaps – Leitsymptom »*Kollaps*«			
3.8	Abdominelle Schmerzen bei Erwachsenen – Leitsymptom »*Stärkster Schmerz*«			
3.9	Allergien – Leitsymptom »*Allergische Reaktion*«			

1.2 Überblick über alle Praxisaufträge

3.10	Auffälliges Verhalten – Leitsymptom »Hohes Risiko künftiger Eigengefährdung«				
	Praktikumsnachweis für die Notaufnahme				
3.11	Gesichtsprobleme – Leitsymptom »Blutungen«				
3.12	Atemprobleme bei Erwachsenen – Leitsymptom »Atemnot«				
3.13	Überdosierung und Vergiftung – Leitsymptom »Veränderter Bewusstseinszustand«				
3.14	Augenprobleme – Leitsymptom »Augenverletzung«				
3.15	Urologische Probleme – Leitsymptom »Urologisches Problem«				
3.16	Schwangerschaftsprobleme – Leitsymptom »Gynäkologische Probleme«				
3.17	Unwohlsein beim Erwachsenen – Leitsymptom »Akutes neurologisches Defizit«				
3.18	Angriff (Zustand nach) Leitsymptom – »Auffälliger Verletzungsmechanismus«				
3.19	Selbstverletzung – Leitsymptom »Hohes Risiko der Fremdgefährdung«				
3.20	Assistenz bei Kardioversion – Leitsymptom »Auffällige kardiale Anamnese«				
3.21	Wunden – Leitsymptom »Lokale Infektion«				
3.22	Schockraummanagement – Leitsymptom »Schweres Trauma«				
3.23	Extremitätenproblem – Leitsymptom »Stärkster Schmerz«				
3.24	Assistenz bei dem Legen einer Thoraxdrainage				
	Praktikumsnachweis für die pädiatrische Notaufnahme				
4.1	Unwohlsein bei Kindern – Leitsymptom »Das fiebernde Kind«				
4.2	Unwohlsein bei Kindern – Leitsymptom« Das bewusstseinseingeschränkte Kind«				
4.3	Atemproblemen bei Kindern – Leitsymptom »Atemnot«				
4.4	Kindeswohlgefährdung – Leitsymptom »Auffälliger Verletzungsmechanismus				
	Praktikumsnachweis für die Intensivstationen und Anästhesie				
5.1	Die beatmete Patient*in				
5.2	Postoperatives Schmerzmanagement				
5.3	Narkoseverfahren, i. v.-Anästhetika und Inhalationsanästhesie				
5.4	Airwaymanagement – »Schwieriger Atemweg«				
5.5	Beatmung beim Akuten Atemnotsyndrom (ARDS)				

5.6	Akute organische psychische Störung – Leitsymptom »*Delir*«				
5.7	Atemprobleme beim Erwachsenen – Leitsymptom »*Chronic obstructive pulmonary disease (COPD)*«				
5.8	Kardiologie – Betreuung nach Herzkatheteruntersuchung				
	Praktikumsnachweis für die Intensivstationen und Anästhesie				
5.9	Therapie bei Hypovolämischem Schock				
5.10	Extrakorporale Verfahren – »Betreuung einer Patient*in mit ECLS«				
5.11	Kardiale Ursache – »*Herzrhythmusstörungen*«				
5.12	Intracerebrale Blutung – »*Veränderter Bewusstseinszustand*«				
5.13	Sectio Caesarea				
5.14	Narkose bei Kindern				
5.15	Betreuung bei Lokalanästhesie				
5.16	Akutes Nierenversagen				
5.17	Pneumonie				
5.18	Patient*innentransport				
5.19	Patient*innen mit Verbrennungen				
5.20	Postoperative Überwachung				
5.21	Wärmemanagement				
5.22	Akute Pankreatitis				

2 Kompetenzen

Dieses Kapitel gibt einen Überblick über die Einteilung von Kompetenzen und Kompetenzrahmenwerken, da es bei Studium, Aus-, Fort- und Weiterbildung um den Erwerb von Kompetenzen geht. Einleitend wird der Europäische Qualifikationsrahmen beschrieben. Vertiefend folgt ein Abschnitt über interprofessionelle Kompetenzen.

2.1 Europäischer Qualifikationsrahmen

Im Europäischen Qualifikationsrahmen (EQR) wird zwischen Kenntnissen und Fähigkeiten einerseits und Kompetenzen andererseits unterschieden. Dieses sind Anregungen für Nationale Qualifikationsrahmen, die in verschiedenen Europäischen Ländern (EU) separat entstehen (Deutsche Krankenhausgesellschaft 2019; Lehmann u. a. 2019).

Somit sollen Qualifikationen, die in einem Land erworben werden für die anderen Länder verständlich sein und die Anerkennung sowie die Mobilität erleichtern. Dadurch kann eine Vergleichbarkeit unterschiedlicher Aus- und Weiterbildungsabschlüsse sowie die berufliche Durchlässigkeit innerhalb der EU ermöglicht werden.

In dem vorliegenden Praxishandbuch werden die beschriebenen Lernziele an den Kenntnissen und Fähigkeiten für Pflegende der Niveaustufe 6 orientiert. Mit der erfolgreichen Absolvierung der Ausbildung zum/r Pflegefachmann/Pflegefachfrau befinden Sie sich gemäß den Deskriptoren des Deutschen Qualifikationsrahmen (DQR) auf dem Qualifikationsniveau 4. Das Niveau 4 beschreibt dabei Kompetenzen, die zur selbstständigen Planung und Bearbeitung fachlicher Aufgabenstellungen in einem umfassenden, sich veränderten Lernbereich oder beruflichen Tätigkeitsfeld benötigt werden. Sie verfügen über ein vertieftes fachtheoretisches Wissen in einem Lernbereich oder einem beruflichen Tätigkeitsfeld (Wissen/Fachkompetenz). Darüber hinaus verfügen Sie über ein breites Spektrum kognitiver und praktischer Fertigkeiten, die selbstständige Aufgabenbearbeitung und Problemlösung sowie die Beurteilung von Arbeitsergebnissen und -prozessen unter Einbeziehung von Handlungsalternativen und Wechselwirkungen mit benachbarten Bereichen. Sie können Transferleistungen erbringen (Fertigkeiten/Fachkompetenz).

Nachdem Sie eine Fachweiterbildung abgeschlossen haben, erreichen Sie das Qualifikationsniveau 6 (DQR/EQR). Das Niveau 6 entspricht einem Bachelorabschluss und beschreibt Kompetenzen, die zur selbständigen Planung und Bearbeitung umfassender fachlicher Aufgabenstellungen in einem komplexen, spezialisierten und sich verändernden Lernbereich oder beruflichen Tätigkeitsfeld benötigt werden. Bei der Absolvierung eines Studiums auf Masterebene oder komparativer medizinischer Abschlüsse verfügen Sie über die Kompetenzstufe 7. Mit einer Promotion erreichen Sie die höchste Bildungsniveaustufe und werden der Kompetenzstufe 8 im internationalen (Deutsche Krankenhausgesellschaft 2019; Jacobs u. a. 2019; Lehmann u. a. 2019).

2.2 Interprofessionelle Kompetenz im Gesundheitswesen

Die Bedeutung interprofessioneller Zusammenarbeit in der Patient*innenversorgung ist in allen Bereichen des Gesundheitswesens gestiegen. In der Akut- und Notfallmedizin sowie auf den Intensivstationen hat die interprofessionelle Zusammenarbeit jedoch einen besonders hohen Stellenwert, da oft zeitkritisch und in Ad-hoc-Teams miteinander gearbeitet wird. Es gibt Hinweise, dass die interprofessionelle Zusammenarbeit einen positiven Einfluss auf die Arbeitszufriedenheit der Gesundheitsprofessionen, die Zufriedenheit der Patient*innen, die Bereitschaft zur Teamarbeit und auch auf die Verringerung von Fehlerhäufigkeit haben kann (Guraya und Barr 2018; Reeves 2016).

Das ist relevant, da das Auftreten medizinischer Fehler mit einer Inzidenz von ca. 9 % beschrieben wird. Hautz und Kolleg*innen zufolge treten medizinische Fehler in Notaufnahmen doppelt so häufig auf und sind vor allem in dem Bereich des *human factors* und bei der Medikation weit verbreitet (Hautz u. a. 2016; Rall und Oberfrank 2013). Fast die Hälfte der Fehler wird als vermeidbar angesehen und Fehler können insgesamt durch Qualifizierungsangebote nachweislich reduziert werden (Boet u. a. 2014; Rall und Oberfrank 2013).

Gesundheits- und Bildungsexpert*innen empfehlen seit Jahren eine kooperative Zusammenarbeit der verschiedenen Gesundheitsberufe und fordern vermehrt interprofessionelle Ausbildung, damit Lernende der Gesundheitsberufe die Fähigkeit zur Zusammenarbeit erlernen. Interprofessionelles Lernen (*Interprofessional Education*, IPE) ist definiert als Situation, in der »[…] zwei oder mehr Professionen, miteinander, voneinander und übereinander lernen, um die Zusammenarbeit und die Versorgungsqualität zu verbessern […]« (CAIPE 2002).

Die Kerninhalte von IPE führen zu dem notwendigen Wissen, den Fähigkeiten und Einstellungen, um eine kooperative Performanz zu schaffen, die den Gesundheitsbedürfnissen der Patient*innen gerecht wird. Doch interprofessionelles Lernen ist in vielen Studiengängen, Ausbildungen und Weiterbildungen noch gar nicht oder nur wenig implementiert. Dies liegt an hohen organisatorischen und inhaltlichen Herausforderungen (Nock 2016) an deren Überwindung an vielen Fakultäten derzeit gearbeitet wird. Das Programm »Operation Team« der Robert Bosch Stiftung hat hier wichtige Impulse gegeben und verschiedene Pilotprojekte deutschlandweit gefördert (Robert Bosch Stiftung 2018).

Daran gilt es nun anzuknüpfen und auch in der praktischen Ausbildung die interprofessionellen Inhalte und die Zusammenarbeit weiter in den Fokus zu rücken. Bei den Praxisaufträgen spielt die Zusammenarbeit und das Mitdenken anderer Professionen demnach eine bedeutende Rolle. Wie genau sich interprofessionelle Kompetenzen von fachlichen Kompetenzen abgrenzen, ist nicht leicht zu beantworten. International existieren verschiedene Kompetenzrahmenwerke, die interprofessionelle Kompetenzen definieren. Doch diese sind, allein schon wegen der Sprache, aber auch aufgrund unterschiedlicher kultureller Rahmenbedingungen, nicht ohne Weiteres auf den deutschsprachigen Raum übertragbar. Was genau interprofessionelle Kompetenzen sind, wird von Expert*innen diskutiert. In verschiedenen professionsspezifischen Kompetenzmodellen werden interprofessionelle Kompetenzen berücksichtigt, wie zum Beispiel im Nationalen Kompetenzbasierten Lernzielkatalog Medizin mit der Rolle »Der Arzt/Die Ärztin als Mitglied eines Teams« (MFT 2015). Perspektivisch ist die Entwicklung eines deutschsprachigen interprofessionellen Kompetenzmodells sinnvoll. Verschiedene Fakultäten, u. a. die Charité – Universitätsmedizin Berlin – entwickeln derzeit entsprechende Modelle (Behrend 2020). Ein Konsens besteht jedoch darin, das folgende Elemente relevant für die interprofessionelle Kompetenz sind: Ein Verständnis der eigenen und der anderen beruflichen Rollen, die Fähigkeit zur interprofessionellen Zusammenarbeit, die Fähigkeit zur interprofessionellen Kommunikation und die Fähigkeit zur Konfliktlösung.

3 Praktikumsnachweise für die Notaufnahme

Praktikumseinrichtung/Station

Praktikumszeitraum: von – bis

Ansprechpartner*in

Name und Unterschrift der Praxisanleitung, Stempel

Das Erstgespräch findet i. d. R. am ersten Tag des Praktikumseinsatzes statt. Es dient dem gegenseitigen Kennenlernen von Lehrgangsteilnehmer*innen und Stationsleitung und/oder Praxisanleiter*innen. Dabei werden formale und inhaltliche Absprachen zum Praktikumsverlauf vorgenommen sowie Lernmöglichkeiten besprochen und konkrete Lernziele festgelegt.

Das Zwischengespräch findet i. d. R. in der Mitte des Praktikumseinsatzes statt. Es dient der Erhebung des Zwischenstandes der gegenseitigen Lernziele sowie Fortschritte.

Das Abschlussgespräch dient der beidseitigen Reflexion und Beurteilung des Praktikumseinsatzes durch die Lehrgangsteilnehmer*innen und den Praxisanleiter*innen sowie der Überprüfung des Lernerfolges anhand der festgelegten Lernziele.

3 Praktikumsnachweise für die Notaufnahme

Einarbeitungsnachweis

Einarbeitung von (Name)

Am (Datum, Uhrzeit)

Unterschrift (von allen Beteiligten)

Begrüßung/Vorstellung	Information erhalten am/Unterschrift
Abteilungsübersicht, Personal- und Umkleideräume, Materiallager, Geräteräume, …	
Berufsgruppen, Personalschlüssel, Qualifikationen und Skill-Mix	
Dienstplan (Arbeitszeiten, Pausenregelung), Urlaub, Verhalten bei Fehlzeiten	
Stations- bzw. Abteilungsablauf (Organisation, Routineablauf, Notfallsituation, Dokumentation)	
Medizinische Geräte	
Hygieneplan	
Aufnahme-, Entlassungsformalitäten	

Notizen

3.1 Dyspnoe bei Erwachsenen – Leitsymptom »Akuter Brustschmerz«

Atemproblem bei Erwachsenen	Leitsymptom: *Akuter Brustschmerz*
Modulzuordnung:	
Einsatzort:	
Praxisanleiter*in oder Supervisor*in:	
Lernziele: Die Lernenden • kennen die »Red Flags« bei Thoraxschmerzen. • kennen die Differenzialdiagnosen. • können die Atemnot anhand eines Scores einordnen (z. B. Dyspnoe-Skala der American Thoracic Society). • können diese Patient*innengruppe leitliniengerecht betreuen.	
Aufgabenstellung: Wählen Sie eine Patient*in mit den Symptomen Thoraxschmerz aus. • Beschreiben Sie die möglichen Ursachen und die Intensität des Schmerzes, • erklären und differenzieren Sie die »Red-Flags« bei Thoraxschmerzen (z. B. Schmerz, Atmung, Begleitsymptome, typische weitere Befunde), • benennen und erläutern Sie die entscheidenden Eckpunkte in der Anamnese, welche Ihre Vorgehensweise bestimmen und beschreiben Sie die daraus resultierenden Lösungsstrategien, • schätzen Sie den Krankheitsverlauf mittels relevanter validierter Scores (z. B. Marburger Herzscore) und den relevanten Laborparametern ein, • benennen Sie mögliche Komplikationen und Kontraindikationen der Therapie, • benennen Sie die Eckpunkte der Therapie (z. B. Kreislaufstabilisierung), • planen und begründen Sie die pflegetherapeutischen Interventionen, • begründen Sie die getroffenen Entscheidungen und Maßnahmen, • führen Sie die notwendigen Maßnahmen durch, • evaluieren Sie Ihr Vorgehen mit Ihren Praxisanleiter*innen.	
Literatur: AWMF-Leitlinien (www.awmf.de) zum Thema Brustschmerz, Thoraxschmerzen im Kinder- und Jugendalter Aortendissektion und Infarktbedingter Kardiogener Schock	

Eigene Notizen

3 Praktikumsnachweise für die Notaufnahme

Kompetenzeinschätzung durch die praxisanleitende, supervidierende Person

(Fremdeinschätzung – Auszufüllen durch den/die Praxisanleiter*in)

___

Name der Praxisanleiter*in/Supervisor*innen

___

Datum der Patient*innenvorstellung

	sehr stark ausgeprägt	stark ausgeprägt	eher stark ausgeprägt	etwas ausgeprägt	wenig ausgeprägt	gar nicht ausgeprägt
1. Entscheidungsfähigkeit Fähigkeit notwendige Entscheidungen unverzüglich zu treffen						
2. Initiative Fähigkeit notwendige Handlungen/Maßnahmen aktiv zu beginnen bzw. einzuleiten						
3. Kommunikationsfähigkeit Fähigkeit mit anderen erfolgreich zu kommunizieren						
4. Teamfähigkeit Fähigkeit im Team erfolgreich zu arbeiten						
5. Eigenverantwortung Fähigkeit eigenverantwortlich und selbstständig zu handeln						
6. Delegieren Fähigkeit Aufgaben sinnvoll zu verteilen						

Kommentare

___

Unterschrift Praxisanleiter*in   Unterschrift Lernende*r

3.2 Unwohlsein beim Erwachsenen – Leitsymptom »Sepsisverdacht«

Unwohlsein bei Erwachsenen	Leitsymptom: *Sepsisverdacht*

Modulzuordnung:

Einsatzort:

Praxisanleiter*in oder Supervisor*in:

Lernziele:
Die Lernenden

- kennen Ursachen und Symptome einer Sepsis.
- kennen die Definition von Sepsis, Organdysfunktion und septischer Schock.
- kennen die relevanten Scores zur Erkennung und Einschätzung einer Sepsis.
- kennen die Leitlinien zur Sepsistherapie.
- können bei Auftreten von Zeichen einer Sepsis die entsprechenden Maßnahmen einleiten.
- können diese Patient*innengruppe leitliniengerecht betreuen.

Aufgabenstellung:
Wählen Sie eine Patient*in mit den Symptomen einer Sepsis aus.

- Beschreiben Sie die möglichen Ursachen der Sepsis,
- erklären Sie die pathophysiologischen Zusammenhänge (Auslöser, Immunantwort, Effekte der Immunantwort, Mechanismen des Organversagens),
- benennen und erläutern Sie die entscheidenden Eckpunkte in der Anamnese, welche Ihre Vorgehensweise bestimmen und beschreiben Sie die daraus resultierenden Lösungsstrategien,
- schätzen Sie den Krankheitsverlauf mittels relevanten validierten Scores (z. B. qSOFA) und den relevanten Labor- und Mikrobiologieparametern ein,
- benennen Sie mögliche Komplikationen und Kontraindikationen der Therapie,
- benennen Sie die Eckpunkte der Therapie (z. B. Intravenöse Antiinfektiva, Kreislaufstabilisierung),
- planen und begründen Sie die pflegetherapeutischen Interventionen,
- begründen Sie die getroffenen Entscheidungen und Maßnahmen,
- führen Sie die Antibiotikagabe, die Kreislaufstabilisierung und weitere notwendige Maßnahmen durch,
- evaluieren Sie Ihr Vorgehen mit Ihren Praxisanleiter*innen.

Literatur:
AWMF-Leitlinie (www.awmf.de) zum Thema Sepsis Prävention, Diagnose, Therapie und Nachsorge
Internationale Leitlinie zur Sepsis Therapie der Surviving Sepsis Campaign

Eigene Notizen

3 Praktikumsnachweise für die Notaufnahme

Kompetenzeinschätzung durch die praxisanleitende, supervidierende Person

(Fremdeinschätzung – Auszufüllen durch den/die Praxisanleiter*in)

Name der Praxisanleiter*in/Supervisor*innen

Datum der Patient*innenvorstellung

	sehr stark ausgeprägt	stark ausgeprägt	eher stark ausgeprägt	etwas ausgeprägt	wenig ausgeprägt	gar nicht ausgeprägt
1. Entscheidungsfähigkeit Fähigkeit notwendige Entscheidungen unverzüglich zu treffen						
2. Initiative Fähigkeit notwendige Handlungen/Maßnahmen aktiv zu beginnen bzw. einzuleiten						
3. Kommunikationsfähigkeit Fähigkeit mit anderen erfolgreich zu kommunizieren						
4. Teamfähigkeit Fähigkeit im Team erfolgreich zu arbeiten						
5. Eigenverantwortung Fähigkeit eigenverantwortlich und selbstständig zu handeln						
6. Delegieren Fähigkeit Aufgaben sinnvoll zu verteilen						

Kommentare

Unterschrift Praxisanleiter*in   Unterschrift Lernende*r

3.3 Kopfverletzung – Leitsymptom »Veränderter Bewusstseinszustand«

Kopfverletzung	Leitsymptom: *Veränderter Bewusstseinszustand*
Modulzuordnung:	
Einsatzort:	
Praxisanleiter*in oder Supervisor*in:	
Lernziele: Die Lernenden • kennen die diagnostischen und therapeutischen Maßnahmen. • kennen die Kriterien zur Differenzierung der Schweregrade des Schädel-Hirn-Trauma (SHT). • können erkrankte Personen mit Kopfverletzungen jedweden Schweregrades erkennen. • können die pflegerischen Maßnahmen adäquat anwenden. • können diese Patient*innengruppe leitliniengerecht betreuen.	
Aufgabenstellung: Wählen Sie eine Patient*in mit den Symptomen einer Kopfverletzung aus. • Benennen Sie die wesentlichen Eckpunkte der Anamnese, welche Ihre Vorgehensweise bestimmen und beschreiben Sie Lösungsstrategien, • benennen Sie mögliche Hirndruckzeichen und Hirnblutungszeichen, • schätzen Sie den Wert der Glasgow Coma Scale (GCS) ein und erläutern Sie die Kriterien dieses Scores, • differenzieren Sie anhand des GCS die Schweregrade des SHT, • benennen Sie therapeutische und diagnostische Maßnahmen und begründen Sie die Wertigkeit dieser Maßnahmen, • planen und erläutern Sie die pflegetherapeutischen Interventionen. Begründen Sie die getroffenen Entscheidungen und Maßnahmen, • evaluieren Sie ihr Vorgehen mit den Praxisanleiter*innen.	
Literatur: AWMF-Leitlinien (www.awmf.de) zum Thema Schädel-Hirn-Trauma im Erwachsenen und Kindesalter, Polytrauma und Schwerverletzten Behandlung sowie Intrakranieller Druck	

Eigene Notizen

3 Praktikumsnachweise für die Notaufnahme

Kompetenzeinschätzung durch die praxisanleitende, supervidierende Person

(Fremdeinschätzung – Auszufüllen durch den/die Praxisanleiter*in)

_____

Name der Praxisanleiter*in/Supervisor*innen

_____

Datum der Patient*innenvorstellung

	sehr stark ausgeprägt	stark ausgeprägt	eher stark ausgeprägt	etwas ausgeprägt	wenig ausgeprägt	gar nicht ausgeprägt
1. Entscheidungsfähigkeit Fähigkeit notwendige Entscheidungen unverzüglich zu treffen						
2. Initiative Fähigkeit notwendige Handlungen/Maßnahmen aktiv zu beginnen bzw. einzuleiten						
3. Kommunikationsfähigkeit Fähigkeit mit anderen erfolgreich zu kommunizieren						
4. Teamfähigkeit Fähigkeit im Team erfolgreich zu arbeiten						
5. Eigenverantwortung Fähigkeit eigenverantwortlich und selbstständig zu handeln						
6. Delegieren Fähigkeit Aufgaben sinnvoll zu verteilen						

Kommentare

_____

Unterschrift Praxisanleiter*in   Unterschrift Lernende*r

3.4 Schweres Trauma – Leitsymptom »Schweres Trauma«

Schweres Trauma	Leitsymptom: *Schweres Trauma*
Modulzuordnung:	
Einsatzort:	
Praxisanleiter*in oder Supervisor*in:	
Lernziele: Die Lernenden • kennen die Kriterien der Leitlinien der Deutschen Gesellschaft für Unfallchirurgie zur Behandlung von Schwerverletzten. • kennen die ABCDE-Regel. • kennen Verletzungen, die nach einem schweren Trauma hohe Morbiditäts- und Mortalitätsrisiken haben. • können den Schwerverletzten pflegerisch sicher nach dem Standard des Advanced Trauma Life Support (ATLS) begleiten und können diesen Standard beschreiben.	
Aufgabenstellung: Wählen Sie eine*n Patient*in nach einem schweren Trauma aus. • Nennen Sie Verletzungen des Schädels, des Thoraxes und des Beckens, die bei Schwerverletzten ein hohes Mortalitäts- und Morbiditätsrisiko haben und die Therapie dieser Verletzungen, • erklären Sie die ABCDE-Regel, • beschreiben Sie wesentliche Eckpunkte der Anamnese anhand der ABCDE-Regel, • beschreiben Sie das Übergabemanagement des Rettungsdienstes und den weiteren Verlauf der Behandlung im Schockraum nach dem Standard des ATLS, • planen und erläutern Sie die pflegetherapeutischen Interventionen. Begründen Sie die getroffenen Entscheidungen und Maßnahmen, • evaluieren Sie Ihr Vorgehen mit den Praxisanleiter*innen.	
Literatur: AWMF-Leitlinien (www.awmf.de) zum Thema Polytrauma und Schwerverletzten Versorgung im Erwachsenen und Kindesalter sowie Intravasale Volumentherapie beim Erwachsenen Aktuelle Auflage Larsen Anästhesie und Intensivmedizin für die Fachpflege, Springer Verlag	

Eigene Notizen

3 Praktikumsnachweise für die Notaufnahme

Kompetenzeinschätzung durch die praxisanleitende, supervidierende Person

(Fremdeinschätzung – Auszufüllen durch den/die Praxisanleiter*in)

_____
Name der Praxisanleiter*in/Supervisor*innen

_____
Datum der Patient*innenvorstellung

	sehr stark ausgeprägt	stark ausgeprägt	eher stark ausgeprägt	etwas ausgeprägt	wenig ausgeprägt	gar nicht ausgeprägt
1. Entscheidungsfähigkeit Fähigkeit notwendige Entscheidungen unverzüglich zu treffen						
2. Initiative Fähigkeit notwendige Handlungen/Maßnahmen aktiv zu beginnen bzw. einzuleiten						
3. Kommunikationsfähigkeit Fähigkeit mit anderen erfolgreich zu kommunizieren						
4. Teamfähigkeit Fähigkeit im Team erfolgreich zu arbeiten						
5. Eigenverantwortung Fähigkeit eigenverantwortlich und selbstständig zu handeln						
6. Delegieren Fähigkeit Aufgaben sinnvoll zu verteilen						

Kommentare

_____   _____
Unterschrift Praxisanleiter*in   Unterschrift Lernende*r

3.5 Auffälliges Verhalten – Leitsymptom »Neurologisches Defizit«

Auffälliges Verhalten	Leitsymptom: *Neurologisches Defizit*
Modulzuordnung:	
Einsatzort:	
Praxisanleiter*in oder Supervisor*in:	
Lernziele: Die Lernenden • kennen zeitkritische Diagnosen und deren Therapie. • kennen die pathophysiologischen Vorgänge des Schlaganfalls. • können neurologische Defizite und deren Relevanz erkennen und zuordnen. • können zeitkritische Diagnosen identifizieren und Therapiemaßnahmen einleiten.	
Aufgabenstellung: Wählen Sie eine Patient*in mit einem zeitkritischen neurologischen Defizit aus. • Vertiefen Sie die anatomischen Kenntnisse des zentralen Nervensystems, • setzen Sie sich mit der Pathophysiologie des Schlaganfalls (ischämisch/hämorrhagisch) auseinander, • benennen und erläutern Sie entscheidende Eckpunkte der Anamnese, welche Ihre Vorgehensweise bestimmen und beschreiben Sie Lösungsstrategien, • benennen und erläutern Sie die notwendige Diagnostik und Therapie, • bennen Sie welche Differentialdiagnosen in Frage kommen und welche diagnostischen Verfahren zum Ausschluss notwendig sind, • nennen Sie die Therapieprinzipien, die verwendeten Medikamente, deren Indikationen und Kontraindikationen sowie die Wirkungen und Nebenwirkungen, • planen und erläutern Sie die pflegetherapeutischen Interventionen, • begründen Sie die getroffenen Entscheidungen und Maßnahmen, • evaluieren Sie Ihr Vorgehen mit den Praxisanleiter*innen.	
Literatur: AWMF-Leitlinien (www.awmf.de) zum Thema Schlaganfall, Akuttherapie des Ischämischen Schlaganfalls mittels Rekanalisierender Therapie und Subarachnoidalblutung (SAB)	

Eigene Notizen

3 Praktikumsnachweise für die Notaufnahme

Kompetenzeinschätzung durch die praxisanleitende, supervidierende Person

(Fremdeinschätzung – Auszufüllen durch den/die Praxisanleiter*in)

Name der Praxisanleiter*in/Supervisor*innen

Datum der Patient*innenvorstellung

	sehr stark ausgeprägt	stark ausgeprägt	eher stark ausgeprägt	etwas ausgeprägt	wenig ausgeprägt	gar nicht ausgeprägt
1. Entscheidungsfähigkeit Fähigkeit notwendige Entscheidungen unverzüglich zu treffen						
2. Initiative Fähigkeit notwendige Handlungen/ Maßnahmen aktiv zu beginnen bzw. einzuleiten						
3. Kommunikationsfähigkeit Fähigkeit mit anderen erfolgreich zu kommunizieren						
4. Teamfähigkeit Fähigkeit im Team erfolgreich zu arbeiten						
5. Eigenverantwortung Fähigkeit eigenverantwortlich und selbstständig zu handeln						
6. Delegieren Fähigkeit Aufgaben sinnvoll zu verteilen						

Kommentare

Unterschrift Praxisanleiter*in   Unterschrift Lernende*r

3.6 Generelle Indikatoren – Leitsymptom »Herz-Kreislaufstillstand«

Generelle Indikatoren	Leitsymptom: *Herz-Kreislaufstillstand*
Modulzuordnung:	
Einsatzort:	
Praxisanleiter*in oder Supervisor*in:	
Lernziele: Die Lernenden • kennen den Ablauf unterschiedlicher Reanimationsalgorithmen. • kennen die Ursachen und Symptome eines Herz-Kreislaufstillstandes. • können in komplexen Kreislaufzuständen einen Herz- Kreislaufstillstand erkennen. • können in komplexen Reanimationssituationen angemessen handeln. • können diese Patient*innengruppe leitliniengerecht betreuen.	
Aufgabenstellung: Wählen Sie eine Patient*in mit einem Herz-Kreislaufstillstand aus. • Beschreiben Sie die möglichen Ursachen eines Herz-Kreislaufstillstandes, • erläutern Sie die Pathophysiologie des Herz-Kreislaufzustandes, • beschreiben Sie Ihr Handeln im BLS- und ALS-Algorithmus bei einer innerklinischen Reanimation, • erläutern Sie das Vorgehen der CPR bei nicht-/defibrillierbaren Rhythmen, • beschreiben Sie die behandelbaren Ursachen eines Herz-Kreislaufzustandes, • erklären Sie, welche Maßnahmen in der Postreanimationsbehandlung Anwendung finden, • erläutern Sie welche Reanimationspatienten für einen Extrakorporalen Life Support (ECLS) in Frage kommen, • benennen und erläutern Sie entscheidende Eckpunkte in der Anamnese, welche Ihre Vorgehensweise bestimmen und beschreiben Sie Lösungsstrategien, • nennen Sie verwendete Medikamente, Indikationen und Kontraindikationen sowie deren Wirkungen und Nebenwirkungen, • planen und erläutern Sie die pflegetherapeutischen Interventionen. Begründen Sie die getroffenen Entscheidungen und Maßnahmen, • evaluieren Sie ihr Vorgehen mit den Praxisanleiter*innen.	
Literatur: Aktuelle Reanimations Leitlinien des German Resuscitation Council und des European Resuscitation Council (ERC) AWMF-Leitlinien (www.awmf.de) zum Thema Extrakorpurale Verfahren bei Herz- und Kreislaufversagen	

Eigene Notizen

3 Praktikumsnachweise für die Notaufnahme

Kompetenzeinschätzung durch die praxisanleitende, supervidierende Person

(Fremdeinschätzung – Auszufüllen durch den/die Praxisanleiter*in)

Name der Praxisanleiter*in/Supervisor*innen

Datum der Patient*innenvorstellung

	sehr stark ausgeprägt	stark ausgeprägt	eher stark ausgeprägt	etwas ausgeprägt	wenig ausgeprägt	gar nicht ausgeprägt
1. Entscheidungsfähigkeit Fähigkeit notwendige Entscheidungen unverzüglich zu treffen						
2. Initiative Fähigkeit notwendige Handlungen/ Maßnahmen aktiv zu beginnen bzw. einzuleiten						
3. Kommunikationsfähigkeit Fähigkeit mit anderen erfolgreich zu kommunizieren						
4. Teamfähigkeit Fähigkeit im Team erfolgreich zu arbeiten						
5. Eigenverantwortung Fähigkeit eigenverantwortlich und selbstständig zu handeln						
6. Delegieren Fähigkeit Aufgaben sinnvoll zu verteilen						

Kommentare

Unterschrift Praxisanleiter*in   Unterschrift Lernende*r

3.7 Kollaps – Leitsymptom »Kollaps«

Kollaps	Leitsymptom: *Kollaps*
Modulzuordnung:	
Einsatzort:	
Praxisanleiter*in oder Supervisor*in:	
Lernziele: Die Lernenden • kennen den Symptomkomplex Kollaps und sind in der Lage verschiedene Ursachen zu unterscheiden. • können eine differenzierte Anamnese erheben. • können den Symptomkomplex der richtigen Fachrichtung zuweisen. • können diese Patient*innengruppe leitliniengerecht betreuen.	
Aufgabenstellung: Wählen Sie eine Patient*in nach einem Kollaps aus. • Beschreiben Sie die möglichen Ursachen eines Kollapses und differenzieren Sie entsprechend die nachfolgenden Handlungsstränge, • nennen Sie die unterschiedlichen Differentialdiagnosen, • benennen und erläutern Sie entscheidende Eckpunkte in der Anamnese, welche Ihre Vorgehensweise bestimmen und beschreiben Sie Lösungsstrategien, • planen und erläutern Sie die pflegetherapeutischen Interventionen. Begründen Sie die getroffenen Entscheidungen und Maßnahmen. Betrachten Sie hierbei diagnostische, therapeutische und pflegerische Maßnahmen, • evaluieren Sie Ihr Vorgehen mit den Praxisanleiter*innen.	
Literatur: AWMF-Leitlinien (www.awmf.de) zum Thema Synkopen	

Eigene Notizen

3 Praktikumsnachweise für die Notaufnahme

Kompetenzeinschätzung durch die praxisanleitende, supervidierende Person

(Fremdeinschätzung – Auszufüllen durch den/die Praxisanleiter*in)

___

Name der Praxisanleiter*in/Supervisor*innen

___

Datum der Patient*innenvorstellung

	sehr stark ausgeprägt	stark ausgeprägt	eher stark ausgeprägt	etwas ausgeprägt	wenig ausgeprägt	gar nicht ausgeprägt
1. Entscheidungsfähigkeit Fähigkeit notwendige Entscheidungen unverzüglich zu treffen						
2. Initiative Fähigkeit notwendige Handlungen/Maßnahmen aktiv zu beginnen bzw. einzuleiten						
3. Kommunikationsfähigkeit Fähigkeit mit anderen erfolgreich zu kommunizieren						
4. Teamfähigkeit Fähigkeit im Team erfolgreich zu arbeiten						
5. Eigenverantwortung Fähigkeit eigenverantwortlich und selbstständig zu handeln						
6. Delegieren Fähigkeit Aufgaben sinnvoll zu verteilen						

Kommentare

___

Unterschrift Praxisanleiter*in   Unterschrift Lernende*r

3.8 Abdominelle Schmerzen bei Erwachsenen – Leitsymptom »Stärkster Schmerz«

Abdominelle Schmerzen bei Erwachsenen	Leitsymptom: *Stärkster Schmerz*
Modulzuordnung:	
Einsatzort:	
Praxisanleiter*in oder Supervisor*in:	

Lernziele:
Die Lernenden

- kennen die unterschiedlichen Ursachen des abdominellen Schmerzes.
- kennen die Mortalitäts- und Morbiditätsrisiken bestimmter Ursachen abdomineller Schmerzen.
- kennen die diagnostischen und therapeutischen Maßnahmen.
- können die Schmerzqualitäten und -intensitäten einschätzen, unter Zuhilfenahme von Instrumenten zur Erfassung und Dokumentation des Schmerzes.
- können ihr Vorgehen entsprechend des Leitsymptoms Schmerz angemessen anpassen.

Aufgabenstellung:
Wählen Sie eine Patient*in mit abdominellen Schmerzen aus.

- Nennen Sie mögliche Ursachen des abdominellen Schmerzes und beschreiben Sie die unterschiedlichen diagnostischen, therapeutischen und pflegerischen Vorgehensweisen,
- erläutern Sie Ursachen des abdominellen Schmerzes, die ein hohes Mortalitäts- und Morbiditätsrisiko haben,
- beschreiben Sie unterschiedliche Instrumente zur Beurteilung der Schmerzintensität und -qualität. Denken Sie dabei auch an Instrumente zur Fremdeinschätzung der Patient*innen.
- benennen und erläutern Sie entscheidende Eckpunkte in der Anamnese, welche Ihre Vorgehensweise bestimmen und beschreiben Sie Lösungsstrategien,
- planen und erläutern Sie die pflegetherapeutischen Interventionen. Begründen Sie die getroffenen Entscheidungen und Maßnahmen,
- evaluieren Sie Ihr Vorgehen mit den Praxisanleiter*innen.

Literatur:
AWMF-Leitlinien (www.awmf.de) zum Thema akuter und postoperativer Schmerzen.
WHO- Stufenschema zur Schmerzbehandlung
DNQP Expertenstandard (https://www.dnqp.de/expertenstandards-und-auditinstrumente/)

Eigene Notizen

3 Praktikumsnachweise für die Notaufnahme

Kompetenzeinschätzung durch die praxisanleitende, supervidierende Person

(Fremdeinschätzung – Auszufüllen durch den/die Praxisanleiter*in)

Name der Praxisanleiter*in/Supervisor*innen

Datum der Patient*innenvorstellung

	sehr stark ausgeprägt	stark ausgeprägt	eher stark ausgeprägt	etwas ausgeprägt	wenig ausgeprägt	gar nicht ausgeprägt
1. Entscheidungsfähigkeit Fähigkeit notwendige Entscheidungen unverzüglich zu treffen						
2. Initiative Fähigkeit notwendige Handlungen/Maßnahmen aktiv zu beginnen bzw. einzuleiten						
3. Kommunikationsfähigkeit Fähigkeit mit anderen erfolgreich zu kommunizieren						
4. Teamfähigkeit Fähigkeit im Team erfolgreich zu arbeiten						
5. Eigenverantwortung Fähigkeit eigenverantwortlich und selbstständig zu handeln						
6. Delegieren Fähigkeit Aufgaben sinnvoll zu verteilen						

Kommentare

Unterschrift Praxisanleiter*in   Unterschrift Lernende*r

3.9 Allergien – Leitsymptom »Allergische Reaktion«

Allergien	Leitsymptom: *Allergische Reaktion*
Modulzuordnung:	
Einsatzort:	
Praxisanleiter*in oder Supervisor*in:	
Lernziele: Die Lernenden • kennen die unterschiedlichen Schweregrade einer allergischen Reaktion und sind sich der möglichen Progredienz bewusst. • kennen die pathophysiologischen Vorgänge einer allergischen Reaktion. • können die Schweregrade identifizieren und eine daran adaptierte Ersteinschätzung durchführen. • können diese Patient*innengruppe leitliniengerecht betreuen.	
Aufgabenstellung: Wählen Sie eine Patient*in mit einer allergischen Reaktion aus. • Beschreiben Sie die Pathophysiologischen Ursachen einer allergischen Reaktion, • erläutern Sie die verschiedenen Schweregrade einer allergischen Reaktion und beschreiben Sie Ihre Maßnahmen, • benennen und erläutern Sie entscheidende Eckpunkte in der Anamnese, welche Ihre Vorgehensweise bestimmen und beschreiben Sie Lösungsstrategien, • nennen Sie die verwendeten Medikamente, deren Indikationen und Kontraindikationen sowie die Wirkungen und Nebenwirkungen, • planen und erläutern Sie die pflegetherapeutischen Interventionen. Begründen Sie die getroffenen Entscheidungen und Maßnahmen, • evaluieren Sie Ihr Vorgehen mit den Praxisanleiter*innen.	
Literatur: AWMF-Leitlinien (www.awmf.de) zum Thema Akuttherapie und Management anaphylaktischer Reaktionen.	

Eigene Notizen

3 Praktikumsnachweise für die Notaufnahme

Kompetenzeinschätzung durch die praxisanleitende, supervidierende Person

(Fremdeinschätzung – Auszufüllen durch den/die Praxisanleiter*in)

___

Name der Praxisanleiter*in/Supervisor*innen

___

Datum der Patient*innenvorstellung

	sehr stark ausgeprägt	stark ausgeprägt	eher stark ausgeprägt	etwas ausgeprägt	wenig ausgeprägt	gar nicht ausgeprägt
1. Entscheidungsfähigkeit Fähigkeit notwendige Entscheidungen unverzüglich zu treffen						
2. Initiative Fähigkeit notwendige Handlungen/Maßnahmen aktiv zu beginnen bzw. einzuleiten						
3. Kommunikationsfähigkeit Fähigkeit mit anderen erfolgreich zu kommunizieren						
4. Teamfähigkeit Fähigkeit im Team erfolgreich zu arbeiten						
5. Eigenverantwortung Fähigkeit eigenverantwortlich und selbstständig zu handeln						
6. Delegieren Fähigkeit Aufgaben sinnvoll zu verteilen						

Kommentare

___

Unterschrift Praxisanleiter*in   Unterschrift Lernende*r

3.10 Auffälliges Verhalten – Leitsymptom »Hohes Risiko künftiger Eigengefährdung«

Auffälliges Verhalten	Leitsymptom: *Hohes Risiko künftiger Eigengefährdung*
Modulzuordnung:	
Einsatzort:	
Praxisanleiter*in oder Supervisor*in:	
Lernziele: Die Lernenden • kennen die Besonderheiten in der Versorgung von psychiatrischen Patient*innen in einer Notaufnahme. • kennen die Symptome von akuten psychiatrischen Zuständen. • können verschiedene Formen auffälligen Verhaltens identifizieren und verschiedenen Krankheitsbildern zuordnen. • können geeignete Maßnahmen zum Selbstschutz und zum Schutz der Patient*innen einleiten sowie die zuständigen Fachabteilungen darüber angemessen informieren.	
Aufgabenstellung: Wählen Sie eine Patient*in aus, deren Verhalten auffällig erscheint. • Erläutern Sie die besonderen Herausforderungen in der Versorgung von chronisch oder akut psychiatrisch erkrankten Patient*innen im Umfeld der Notaufnahme, • benennen und erläutern Sie entscheidende Eckpunkte in der Anamnese, welche Ihre Vorgehensweise bestimmen und beschreiben Sie Lösungsstrategien, • klären Sie im Rahmen der Anamnese den Grad der ggf. vorhandenen Suizidalität, • nennen Sie die verwendeten Medikamente, deren Indikationen und Kontraindikationen sowie die Wirkungen und Nebenwirkungen, • beschreiben Sie Maßnahmen und Konzepte zum Selbstschutz und zum Schutz der Patient*in, • planen und erläutern Sie die pflegetherapeutischen Interventionen. Begründen Sie die getroffenen Entscheidungen und Maßnahmen, • evaluieren Sie Ihr Vorgehen mit den Praxisanleiter*innen.	
Literatur: AWMF-Leitlinien (www.awmf.de) zum Thema Suizidalität im Kindes- und Jugendalter sowie Notfallpsychiatrie	

Eigene Notizen

3 Praktikumsnachweise für die Notaufnahme

Kompetenzeinschätzung durch die praxisanleitende, supervidierende Person

(Fremdeinschätzung – Auszufüllen durch den/die Praxisanleiter*in)

Name der Praxisanleiter*in/Supervisor*innen

Datum der Patient*innenvorstellung

	sehr stark ausgeprägt	stark ausgeprägt	eher stark ausgeprägt	etwas ausgeprägt	wenig ausgeprägt	gar nicht ausgeprägt
1. Entscheidungsfähigkeit Fähigkeit notwendige Entscheidungen unverzüglich zu treffen						
2. Initiative Fähigkeit notwendige Handlungen/Maßnahmen aktiv zu beginnen bzw. einzuleiten						
3. Kommunikationsfähigkeit Fähigkeit mit anderen erfolgreich zu kommunizieren						
4. Teamfähigkeit Fähigkeit im Team erfolgreich zu arbeiten						
5. Eigenverantwortung Fähigkeit eigenverantwortlich und selbstständig zu handeln						
6. Delegieren Fähigkeit Aufgaben sinnvoll zu verteilen						

Kommentare

Unterschrift Praxisanleiter*in   Unterschrift Lernende*r

3.11 Gesichtsprobleme – Leitsymptom »Blutungen«

Gesichtsprobleme	Leitsymptom: *Blutungen*
Modulzuordnung:	
Einsatzort:	
Praxisanleiter*in oder Supervisor*in:	
Lernziele: Die Lernenden • kennen die besondere Behandlungsdringlichkeit von erkrankten Personen mit Blutungen/Atemwegsobstruktion im Hals-, Nasen- und Ohrenbereich. • kennen die Versorgungsstränge einer Blutung/Atemwegsobstruktion. • können die Schweregrade identifizieren und eine daran adaptierte Ersteinschätzung durchführen. • können angemessene Versorgungsmaßnahmen initiieren und einleiten.	
Aufgabenstellung: Wählen Sie eine Patient*in mit einer Blutung/Atemwegsobstruktion im Hals-, Nasen- und Ohrenbereich aus. • Beschreiben Sie mögliche Ursachen, • differenzieren Sie die Schweregrade, • beschreiben Sie Versorgungsstränge und betrachten Sie hierbei diagnostische, therapeutische und pflegerische Maßnahmen, • benennen und erläutern Sie entscheidende Eckpunkte in der Anamnese, welche Ihre Vorgehensweise bestimmen und beschreiben Sie Lösungsstrategien, • planen und erläutern Sie die pflegetherapeutischen Interventionen. Begründen Sie die getroffenen Entscheidungen und Maßnahmen, • evaluieren Sie Ihr Vorgehen mit den Praxisanleiter*innen.	
Literatur: AWMF-Leitlinien (www.awmf.de) zum Thema schwierigen Atemwegsmanagemt	

Eigene Notizen

3 Praktikumsnachweise für die Notaufnahme

Kompetenzeinschätzung durch die praxisanleitende, supervidierende Person

(Fremdeinschätzung – Auszufüllen durch den/die Praxisanleiter*in)

Name der Praxisanleiter*in/Supervisor*innen

Datum der Patient*innenvorstellung

	sehr stark ausgeprägt	stark ausgeprägt	eher stark ausgeprägt	etwas ausgeprägt	wenig ausgeprägt	gar nicht ausgeprägt
1. Entscheidungsfähigkeit Fähigkeit notwendige Entscheidungen unverzüglich zu treffen						
2. Initiative Fähigkeit notwendige Handlungen/Maßnahmen aktiv zu beginnen bzw. einzuleiten						
3. Kommunikationsfähigkeit Fähigkeit mit anderen erfolgreich zu kommunizieren						
4. Teamfähigkeit Fähigkeit im Team erfolgreich zu arbeiten						
5. Eigenverantwortung Fähigkeit eigenverantwortlich und selbstständig zu handeln						
6. Delegieren Fähigkeit Aufgaben sinnvoll zu verteilen						

Kommentare

Unterschrift Praxisanleiter*in   Unterschrift Lernende*r

3.12 Atemprobleme bei Erwachsenen – Leitsymptom »Atemnot«

Atemprobleme bei Erwachsenen	Leitsymptom: *Atemnot*

Modulzuordnung:

Einsatzort:

Praxisanleiter*in oder Supervisor*in:

Lernziele:
Die Lernenden

- kennen die Ursachen des Symptomkomplexes Atemnot.
- kennen die pathophysiologischen Vorgänge der Atemnot.
- können bei Auftreten des Symptoms Atemnot, unter Zuhilfenahme klinischer Parameter, die notwendigen Maßnahmen zielgerichtet durchführen.
- können diese Patient*innengruppe leitliniengerecht zu betreuen.

Aufgabenstellung:
Wählen Sie eine Patient*in mit dem Symptom Atemnot aus.

- Benennen Sie mögliche Ursachen des Symptomkomplexes Atemnot,
- vertiefen Sie die anatomischen und physiologischen Kenntnisse der Atmung,
- benennen Sie die pathophysiologischen Aspekte einer Ateminsuffizienz,
- benennen und erläutern Sie entscheidende Eckpunkte in der Anamnese, welche Ihre Vorgehensweise bestimmen und beschreiben Sie Lösungsstrategien,
- nennen Sie verwendete Medikamente, Indikationen und Kontraindikationen sowie deren Wirkungen und Nebenwirkungen,
- beschreiben Sie verschiedene Möglichkeiten über konservative und apparative Therapieverfahren,
- planen und erläutern Sie die pflegetherapeutischen Interventionen. Begründen Sie die getroffenen Entscheidungen und Maßnahmen,
- evaluieren Sie Ihr Vorgehen mit den Praxisanleiter*innen.

Literatur:
AWMF-Leitlinien (www.awmf.de) zum Thema Nicht-Invasive und Invasive Beatmung sowie extrakorporale Verfahren als Therapie der akuten respiratorischen Insuffizienz

Eigene Notizen

3 Praktikumsnachweise für die Notaufnahme

Kompetenzeinschätzung durch die praxisanleitende, supervidierende Person

(Fremdeinschätzung – Auszufüllen durch den/die Praxisanleiter*in)

Name der Praxisanleiter*in/Supervisor*innen

Datum der Patient*innenvorstellung

	sehr stark ausgeprägt	stark ausgeprägt	eher stark ausgeprägt	etwas ausgeprägt	wenig ausgeprägt	gar nicht ausgeprägt
1. Entscheidungsfähigkeit Fähigkeit notwendige Entscheidungen unverzüglich zu treffen						
2. Initiative Fähigkeit notwendige Handlungen/Maßnahmen aktiv zu beginnen bzw. einzuleiten						
3. Kommunikationsfähigkeit Fähigkeit mit anderen erfolgreich zu kommunizieren						
4. Teamfähigkeit Fähigkeit im Team erfolgreich zu arbeiten						
5. Eigenverantwortung Fähigkeit eigenverantwortlich und selbstständig zu handeln						
6. Delegieren Fähigkeit Aufgaben sinnvoll zu verteilen						

Kommentare

Unterschrift Praxisanleiter*in   Unterschrift Lernende*r

3.13 Überdosierung und Vergiftung – Leitsymptom »Veränderter Bewusstseinszustand«

Überdosierung und Vergiftung	Leitsymptom: *Veränderter Bewusstseinszustand*
Modulzuordnung:	
Einsatzort:	
Praxisanleiter*in oder Supervisor*in:	
Lernziele: Die Lernenden • kennen Notrufnummern wie z. B. der Giftnotrufzentrale. • kennen unterschiedliche Formen der Intoxikationen und pharmakologische Interventionsmaßnahmen/Antidots. • erkennen mögliche Intoxikationen und benennen ggf. geeignete Mittel zur Sicherung der Patient*innen. • können eine leitliniengerechte Versorgung einleiten.	
Aufgabenstellung: Wählen Sie eine Patient*in mit Verdacht auf eine Intoxikation aus. • Benennen und erläutern Sie entscheidende Eckpunkte in der Anamnese, welche Ihre Vorgehensweise bestimmen und beschreiben Sie Lösungsstrategien, • nennen Sie verwendete Medikamente, Indikationen und Kontraindikationen sowie deren Wirkungen und Nebenwirkungen, • führen Sie mögliche Antidots an und erläutern Sie mögliche Eleminationsverfahren, • planen und erläutern Sie die pflegetherapeutischen Interventionen. Begründen Sie die getroffenen Entscheidungen und Maßnahmen, • evaluieren Sie Ihr Vorgehen mit den Praxisanleiter*innen.	
Literatur: Aktuelle Auflage des Fachbuches Allgemeine und Spezielle Pharmakologie und Toxikologie von Karow & Lang	

Eigene Notizen

3 Praktikumsnachweise für die Notaufnahme

Kompetenzeinschätzung durch die praxisanleitende, supervidierende Person

(Fremdeinschätzung – Auszufüllen durch den/die Praxisanleiter*in)

_____

Name der Praxisanleiter*in/Supervisor*innen

_____

Datum der Patient*innenvorstellung

	sehr stark ausgeprägt	stark ausgeprägt	eher stark ausgeprägt	etwas ausgeprägt	wenig ausgeprägt	gar nicht ausgeprägt
1. Entscheidungsfähigkeit Fähigkeit notwendige Entscheidungen unverzüglich zu treffen						
2. Initiative Fähigkeit notwendige Handlungen/Maßnahmen aktiv zu beginnen bzw. einzuleiten						
3. Kommunikationsfähigkeit Fähigkeit mit anderen erfolgreich zu kommunizieren						
4. Teamfähigkeit Fähigkeit im Team erfolgreich zu arbeiten						
5. Eigenverantwortung Fähigkeit eigenverantwortlich und selbstständig zu handeln						
6. Delegieren Fähigkeit Aufgaben sinnvoll zu verteilen						

Kommentare

Unterschrift Praxisanleiter*in   Unterschrift Lernende*r

3.14 Augenprobleme – Leitsymptom »Augenverletzung«

Augenprobleme	Leitsymptom: *Augenverletzung*
Modulzuordnung:	
Einsatzort:	
Praxisanleiter*in oder Supervisor*in:	
Lernziele: Die Lernenden • kennen risikobehaftete Augenerkrankungen und haben Kenntnisse über Faktoren des Funktionsverlustes (Morbidität). • können akute Funktionsverluste einordnen.	
Aufgabenstellung: Wählen Sie eine Patient*in mit einer risikobehafteten Augenerkrankung aus. • Benennen und erläutern Sie entscheidende Eckpunkte in der Anamnese, welche Ihre Vorgehensweise bestimmen und beschreiben Sie Lösungsstrategien, • nennen Sie verwendete Medikamente, Indikationen und Kontraindikationen sowie deren Wirkungen und Nebenwirkungen, • planen und erläutern Sie die pflegetherapeutischen Interventionen. Begründen Sie die getroffenen Entscheidungen und Maßnahmen, • evaluieren Sie Ihr Vorgehen mit den Praxisanleiter*innen.	
Literatur: DOG-Leitlinie zum Thema Verletzungen des Auges und seiner Anhangsgebilde, https://www.dog.org/?cat=32	

Eigene Notizen

3 Praktikumsnachweise für die Notaufnahme

Kompetenzeinschätzung durch die praxisanleitende, supervidierende Person

(Fremdeinschätzung – Auszufüllen durch den/die Praxisanleiter*in)

___

Name der Praxisanleiter*in/Supervisor*innen

___

Datum der Patient*innenvorstellung

	sehr stark ausgeprägt	stark ausgeprägt	eher stark ausgeprägt	etwas ausgeprägt	wenig ausgeprägt	gar nicht ausgeprägt
1. Entscheidungsfähigkeit Fähigkeit notwendige Entscheidungen unverzüglich zu treffen						
2. Initiative Fähigkeit notwendige Handlungen/ Maßnahmen aktiv zu beginnen bzw. einzuleiten						
3. Kommunikationsfähigkeit Fähigkeit mit anderen erfolgreich zu kommunizieren						
4. Teamfähigkeit Fähigkeit im Team erfolgreich zu arbeiten						
5. Eigenverantwortung Fähigkeit eigenverantwortlich und selbstständig zu handeln						
6. Delegieren Fähigkeit Aufgaben sinnvoll zu verteilen						

Kommentare

___

Unterschrift Praxisanleiter*in   Unterschrift Lernende*r

3.15 Urologische Probleme – Leitsymptom »Urologisches Problem«

Urologische Probleme	Leitsymptom: *Urologisches Problem*
Modulzuordnung:	
Einsatzort:	
Praxisanleiter*in oder Supervisor*in:	
Lernziele: Die Lernenden • kennen und erkennen Erkrankungen des Urogenitaltraktes. • kennen Mortalitäts- und Morbiditätsfaktoren. • können verschiedene Formen der harnableitenden Kathetersysteme indentifizieren. • können mögliche Differenzialdiagnosen ausschließen.	
Aufgabenstellung: Wählen Sie eine Patient*in mit einer vorliegenden Erkrankung des Urogenitaltraktes aus. • Beschreiben Sie verschiedene Formen der harnableitenden Kathetersysteme, • benennen und erläutern Sie mögliche Differenzialdiagnosen, • benennen und erläutern Sie entscheidende Eckpunkte in der Anamnese, welche Ihre Vorgehensweise bestimmen und beschreiben Sie Lösungsstrategien, • nennen Sie verwendete Medikamente, Indikationen und Kontraindikationen sowie deren Wirkungen und Nebenwirkungen, • planen und erläutern Sie die pflegetherapeutischen Interventionen. Begründen Sie die getroffenen Entscheidungen und Maßnahmen, • evaluieren Sie Ihr Vorgehen mit den Praxisanleiter*innen.	
Literatur: Aktuelle KRINKO-Empfehlung zu Katheter-assoziierten Infektionen Aktuelle Ausgabe des Fachbuches I care Pflege von Thieme oder Pflege Heute des Elsevier Verlags DNQP-Expertenstandard (https://www.dnqp.de/expertenstandards-und-auditinstrumente/)	

Eigene Notizen

3 Praktikumsnachweise für die Notaufnahme

Kompetenzeinschätzung durch die praxisanleitende, supervidierende Person

(Fremdeinschätzung – Auszufüllen durch den/die Praxisanleiter*in)

_____
Name der Praxisanleiter*in/Supervisor*innen

_____
Datum der Patient*innenvorstellung

	sehr stark ausgeprägt	stark ausgeprägt	eher stark ausgeprägt	etwas ausgeprägt	wenig ausgeprägt	gar nicht ausgeprägt
1. Entscheidungsfähigkeit Fähigkeit notwendige Entscheidungen unverzüglich zu treffen						
2. Initiative Fähigkeit notwendige Handlungen/ Maßnahmen aktiv zu beginnen bzw. einzuleiten						
3. Kommunikationsfähigkeit Fähigkeit mit anderen erfolgreich zu kommunizieren						
4. Teamfähigkeit Fähigkeit im Team erfolgreich zu arbeiten						
5. Eigenverantwortung Fähigkeit eigenverantwortlich und selbstständig zu handeln						
6. Delegieren Fähigkeit Aufgaben sinnvoll zu verteilen						

Kommentare

_____
Unterschrift Praxisanleiter*in   Unterschrift Lernende*r

3.16 Schwangerschaftsprobleme – Leitsymptom »Gynäkologische Probleme«

Schwangerschaftsprobleme	Leitsymptom: *Gynäkologische Probleme*
Modulzuordnung:	
Einsatzort:	
Praxisanleiter*in oder Supervisor*in:	
Lernziele: Die Lernenden • kennen die unterschiedlichen Ursachen und Symptome gynäkologischer und schwangerschaftsassoziierter Probleme. • kennen Mortalitäts- und Morbiditätsrisiken bestimmter Ursachen gynäkologischer und schwangerschaftsassoziierter Probleme. • kennen diagnostische und therapeutische Maßnahmen. • können Schmerzqualitäten und Intensitäten erkennen. • können Instrumente zur Erfassung und Dokumentation des Schmerzes sicher anwenden.	
Aufgabenstellung: Wählen Sie eine Patientin aus, bei der ein gynäkologisches oder schwangerschafts-assoziiertes Problem vorliegt. • Beschreiben Sie die Ursachen gynäkologischer und schwangerschafts-assoziierter Notfälle, • benennen und erläutern Sie entscheidende Eckpunkte in der Anamnese, welche Ihre Vorgehensweise bestimmen und beschreiben Sie Lösungsstrategien, • ergreifen Sie ggf. Mittel, um die Schmerzintensität und -qualität zu erfassen und zu dokumentieren. Beschreiben Sie unterschiedliche Instrumente zur Beurteilung des Schmerzes, • nennen Sie verwendete Medikamente, Indikationen und Kontraindikationen sowie deren Wirkungen und Nebenwirkungen, • planen und erläutern Sie die pflegetherapeutischen Interventionen. Begründen Sie die getroffenen Entscheidungen und Maßnahmen, • evaluieren Sie Ihr Vorgehen mit den Praxisanleiter*innen.	
Literatur: AWMF-Leitlinien (www.awmf.de) zum Thema peripartale Blutungen, Diagnostik und Therapie WHO-Stufenschema zur Schmerzbehandlung DNQP-Expertenstandard (https://www.dnqp.de/expertenstandards-und-auditinstrumente/)	

Eigene Notizen

3 Praktikumsnachweise für die Notaufnahme

Kompetenzeinschätzung durch die praxisanleitende, supervidierende Person

(Fremdeinschätzung – Auszufüllen durch den/die Praxisanleiter*in)

_____

Name der Praxisanleiter*in/Supervisor*innen

_____

Datum der Patient*innenvorstellung

	sehr stark ausgeprägt	stark ausgeprägt	eher stark ausgeprägt	etwas ausgeprägt	wenig ausgeprägt	gar nicht ausgeprägt
1. Entscheidungsfähigkeit Fähigkeit notwendige Entscheidungen unverzüglich zu treffen						
2. Initiative Fähigkeit notwendige Handlungen/Maßnahmen aktiv zu beginnen bzw. einzuleiten						
3. Kommunikationsfähigkeit Fähigkeit mit anderen erfolgreich zu kommunizieren						
4. Teamfähigkeit Fähigkeit im Team erfolgreich zu arbeiten						
5. Eigenverantwortung Fähigkeit eigenverantwortlich und selbstständig zu handeln						
6. Delegieren Fähigkeit Aufgaben sinnvoll zu verteilen						

Kommentare

_____

Unterschrift Praxisanleiter*in   Unterschrift Lernende*r

3.17 Unwohlsein beim Erwachsenen – Leitsymptom »Akutes neurologisches Defizit«

Unwohlsein beim Erwachsenen	Leitsymptom: *Akutes neurologisches Defizit*
Modulzuordnung:	
Einsatzort:	
Praxisanleiter*in oder Supervisor*in:	
Lernziele: Die Lernenden • erkennen akute und chronische Erkrankungen bei geriatrischen Patient*innen. • kennen die Besonderheit der Schmerztherapie bei geriatrischen Patient*innen. • kennen die pflegerischen besonderen Anforderungen dieses Patient*innenklientels. • können die Auswirkungen von Multimorbidität, Polypharmazie und Frailty (Gebrechlichkeit) berücksichtigen. • können geriatrische Assessments anwenden.	
Aufgabenstellung: Wählen Sie eine geriatrische Patient*in mit einer akuten Veränderung ihres Allgemein- oder Bewusstseinszustands aus. • Erläutern Sie spezielle Assessment-Instrumente in der geriatrischen Akutversorgung, • benennen Sie Differentialdiagnosen, die bei akuter Verwirrtheit in Frage kommen und welche Diagnostik zur Differenzierung erforderlich ist, • beschreiben Sie Formen einer Demenz und grenzen Sie die Demenz gegenüber einem Delir ab, • erläutern Sie die allgemeinen physiologischen Veränderungen bei geriatrischen Patiente*innen, • führen Sie die besondere Problematik aus, welche sich aus der Polypharmazie bei geriatrischen Patient*innen ergibt, • benennen und erläutern Sie entscheidende Eckpunkte in der Anamnese/Fremdanamnese, welche Ihre Vorgehensweise bestimmen und beschreiben Sie Lösungsstrategien, • nennen Sie verwendete Medikamente, Indikationen und Kontraindikationen sowie deren Wirkungen und Nebenwirkungen, • planen und erläutern Sie die pflegetherapeutischen Interventionen, • begründen Sie die getroffenen Entscheidungen und Maßnahmen, • evaluieren Sie Ihr Vorgehen mit den Praxisanleiter*innen.	
Literatur: AWMF-Leitlinien (www.awmf.de) zum Thema Geriatrische Assessments, Delir und Demenz WHO-Stufenschema zur Schmerzbehandlung DNQP Expertenstandard (https://www.dnqp.de/expertenstandards-und-auditinstrumente/)	

Eigene Notizen

3 Praktikumsnachweise für die Notaufnahme

Kompetenzeinschätzung durch die praxisanleitende, supervidierende Person

(Fremdeinschätzung – Auszufüllen durch den/die Praxisanleiter*in)

_____

Name der Praxisanleiter*in/Supervisor*innen

_____

Datum der Patient*innenvorstellung

	sehr stark ausgeprägt	stark ausgeprägt	eher stark ausgeprägt	etwas ausgeprägt	wenig ausgeprägt	gar nicht ausgeprägt
1. Entscheidungsfähigkeit Fähigkeit notwendige Entscheidungen unverzüglich zu treffen						
2. Initiative Fähigkeit notwendige Handlungen/ Maßnahmen aktiv zu beginnen bzw. einzuleiten						
3. Kommunikationsfähigkeit Fähigkeit mit anderen erfolgreich zu kommunizieren						
4. Teamfähigkeit Fähigkeit im Team erfolgreich zu arbeiten						
5. Eigenverantwortung Fähigkeit eigenverantwortlich und selbstständig zu handeln						
6. Delegieren Fähigkeit Aufgaben sinnvoll zu verteilen						

Kommentare

_____

Unterschrift Praxisanleiter*in   Unterschrift Lernende*r

3.18 Angriff (Zustand nach) – Leitsymptom »Auffälliger Verletzungsmechanismus«

Angriff (Zustand nach)	Leitsymptom Familiäre Gewalt und Verstoß gegen die sexuelle Selbstbestimmung
Modulzuordnung:	
Einsatzort:	
Praxisanleiter*in oder Supervisor*in:	
Lernziele: Die Lernenden • kennen Grundlagen der familiären Gewalt und die Verstöße gegen die sexuelle Selbstbestimmung. • kennen die Maßnahmen die den Patient*innen eine rechtssichere Dokumentation ihrer Verletzungen gewährleistet. • können die Gewaltfolgen erkennen, um in dem professionellen Setting der Notfallversorgung adäquat mit diesem Problem umzugehen. • können interne und externe Hilfsangebote zur Krisenintervention anbieten.	
Aufgabenstellung: Wählen Sie eine Patient*in nach häuslicher Gewalt aus. • Erläutern Sie die unterschiedlichen Gewaltformen und beschreiben die »Red Flags«, • beschreiben Sie die standardisierten Kriterien im Umgang mit Patient*innen, welche von häuslicher Gewalt betroffen sind, • benennen Sie das Vorgehen für eine rechtssichere Dokumentation, • beschreiben Sie mögliche interne und externe Interventionsangebote, • benennen und erläutern Sie entscheidende Eckpunkte in der Anamnese, welche Ihre Vorgehensweise bestimmen und beschreiben Sie Lösungsstrategien, • planen und erläutern Sie die pflegetherapeutischen Interventionen. Begründen Sie die getroffenen Entscheidungen und Maßnahmen, • evaluieren Sie Ihr Vorgehen mit den Praxisanleiter*innen.	
Literatur: AWMF-Leitlinien (www.awmf.de) zum Thema Prävention und Therapie von Aggressiven verhalten bei Erwachsenen Informationsmappe Häusliche Gewalt: Erkennen und Helfen des Bundesministeriums für Familie, Senioren, Frauen und Jugend (www.BMFSFJ.de)	

Eigene Notizen

3 Praktikumsnachweise für die Notaufnahme

Kompetenzeinschätzung durch die praxisanleitende, supervidierende Person

(Fremdeinschätzung – Auszufüllen durch den/die Praxisanleiter*in)

___

Name der Praxisanleiter*in/Supervisor*innen

___

Datum der Patient*innenvorstellung

	sehr stark ausgeprägt	stark ausgeprägt	eher stark ausgeprägt	etwas ausgeprägt	wenig ausgeprägt	gar nicht ausgeprägt
1. Entscheidungsfähigkeit Fähigkeit notwendige Entscheidungen unverzüglich zu treffen						
2. Initiative Fähigkeit notwendige Handlungen/ Maßnahmen aktiv zu beginnen bzw. einzuleiten						
3. Kommunikationsfähigkeit Fähigkeit mit anderen erfolgreich zu kommunizieren						
4. Teamfähigkeit Fähigkeit im Team erfolgreich zu arbeiten						
5. Eigenverantwortung Fähigkeit eigenverantwortlich und selbstständig zu handeln						
6. Delegieren Fähigkeit Aufgaben sinnvoll zu verteilen						

Kommentare

___

Unterschrift Praxisanleiter*in   Unterschrift Lernende*r

3.19 Selbstverletzung – Leitsymptom »Hohes Risiko der Fremdgefährdung«

Selbstverletzung	Leitsymptom: *Hohes Risiko der Fremdgefährdung*
Modulzuordnung:	
Einsatzort:	
Praxisanleiter*in oder Supervisor*in:	
Lernziele: Die Lernenden • kennen den Ablauf (Vorbereitung-, Fixierungs- und Nachbereitungsphase) der Fixierung einer Patient*in. • kennen die rechtlichen Grundlagen, die bei der Fixierung von Patient*innen Anwendung finden. • können eine Fixierungsmaßnahme sicher und Rechtskonform durchführen. • können eine angepasste Überwachung und Dokumentation durchführen.	
Aufgabenstellung: Wählen Sie eine Patient*in aus, die nach ärztlicher Anordnung fixiert werden muss. • Beschreiben Sie die wesentlichen Aspekte der Vorbereitungs-, Fixierungs- und Nachbereitungsphase der Fixierung von Patient*innen, • erläutern Sie die rechtlichen Grundlagen der Fixierung, • beschreiben Sie Art und Weise der Überwachung und der Dokumentation, • benennen und erläutern Sie entscheidende Eckpunkte in der Anamnese, welche Ihre Vorgehensweise bestimmen und beschreiben Sie Lösungsstrategien, • nennen Sie verwendete Medikamente, Indikationen und Kontraindikationen sowie deren Wirkungen und Nebenwirkungen, • planen und erläutern Sie die pflegetherapeutischen Interventionen. Begründen Sie die getroffenen Entscheidungen und Maßnahmen, • evaluieren Sie Ihr Vorgehen mit den Praxisanleiter*innen.	
Literatur: AWMF-Leitlinien zum Thema Fixierung von Patienten und andere einschränkende Maßnahmen Bürgerliches Gesetzbuch (BGB) § 1906 Genehmigung des Betreuungsgerichts bei freiheitsentziehender Unterbringung und bei freiheitsentziehenden Maßnahmen Stiftung ZQP: Gewaltprävention in der Pflege, https://www.pflege-gewalt.de/	

Eigene Notizen

3 Praktikumsnachweise für die Notaufnahme

Kompetenzeinschätzung durch die praxisanleitende, supervidierende Person

(Fremdeinschätzung – Auszufüllen durch den/die Praxisanleiter*in)

Name der Praxisanleiter*in/Supervisor*innen

Datum der Patient*innenvorstellung

	sehr stark ausgeprägt	stark ausgeprägt	eher stark ausgeprägt	etwas ausgeprägt	wenig ausgeprägt	gar nicht ausgeprägt
1. Entscheidungsfähigkeit Fähigkeit notwendige Entscheidungen unverzüglich zu treffen						
2. Initiative Fähigkeit notwendige Handlungen/Maßnahmen aktiv zu beginnen bzw. einzuleiten						
3. Kommunikationsfähigkeit Fähigkeit mit anderen erfolgreich zu kommunizieren						
4. Teamfähigkeit Fähigkeit im Team erfolgreich zu arbeiten						
5. Eigenverantwortung Fähigkeit eigenverantwortlich und selbstständig zu handeln						
6. Delegieren Fähigkeit Aufgaben sinnvoll zu verteilen						

Kommentare

Unterschrift Praxisanleiter*in   Unterschrift Lernende*r

3.20 Assistenz bei Kardioversion – Leitsymptom »Auffällige kardiale Anamnese«

Assistenz bei Kardioversion	Leitsymptom: *Auffällige kardiale Anamnese*
Modulzuordnung:	
Einsatzort:	
Praxisanleiter*in oder Supervisor*in:	
Lernziele: Die Lernenden • kennen die Differenzierung von Kardioversion und Defibrillation. • kennen die Indikationen zur Kardioversion. • können die notwendigen Schritte zur Vorbereitung und Durchführung übernehmen. • können Patient*innen nach einer Kardioversion fachgerecht betreuen und überwachen. • können diese Patient*innengruppe leitliniengerecht betreuen.	

Aufgabenstellung:
Wählen Sie eine Patient*in aus, bei der aufgrund einer medizinischen Diagnose eine Elektrotherapie in Form einer Kardioversion indiziert ist.

- Benennen Sie wesentliche Eckpunkte der Anamnese und erläutern Sie Differentialdiagnosen,
- benennen Sie ggf. in der Klinik vorhandene Leitlinien,
- beschreiben Sie ihre Überwachungsschwerpunkte nach erfolgter Kardioversion,
- beschreiben Sie, welche Materialien und besonderen Maßnahmen für die Durchführung vorbereitet werden müssen,
- nennen Sie verwendete Medikamente, Indikationen und Kontraindikationen sowie deren Wirkungen und Nebenwirkungen,
- planen und erläutern Sie die pflegetherapeutischen Interventionen,
- begründen Sie die getroffenen Entscheidungen und Maßnahmen,
- evaluieren Sie Ihr Vorgehen mit den Praxisanleiter*innen.

Literatur:
Aktuelle-Auflage Larsen Anästhesie und Intensivmedizin für die Fachpflege, Springer Verlag
AWMF-Leitlinie (www.awmf.de) zum Thema Pädiatrische Kardiologie, Tachykarde Herzrhythmusstörungen im Kindes-, Jugend- und jungen Erwachsenenalter (EMAH-Patienten)

Eigene Notizen

3 Praktikumsnachweise für die Notaufnahme

Kompetenzeinschätzung durch die praxisanleitende, supervidierende Person

(Fremdeinschätzung – Auszufüllen durch den/die Praxisanleiter*in)

___

Name der Praxisanleiter*in/Supervisor*innen

___

Datum der Patient*innenvorstellung

	sehr stark ausgeprägt	stark ausgeprägt	eher stark ausgeprägt	etwas ausgeprägt	wenig ausgeprägt	gar nicht ausgeprägt
1. Entscheidungsfähigkeit Fähigkeit notwendige Entscheidungen unverzüglich zu treffen						
2. Initiative Fähigkeit notwendige Handlungen/Maßnahmen aktiv zu beginnen bzw. einzuleiten						
3. Kommunikationsfähigkeit Fähigkeit mit anderen erfolgreich zu kommunizieren						
4. Teamfähigkeit Fähigkeit im Team erfolgreich zu arbeiten						
5. Eigenverantwortung Fähigkeit eigenverantwortlich und selbstständig zu handeln						
6. Delegieren Fähigkeit Aufgaben sinnvoll zu verteilen						

Kommentare

___

Unterschrift Praxisanleiter*in   Unterschrift Lernende*r

3.21 Wunden – Leitsymptom »Lokale Infektion«

Wunden	Leitsymptom: *Lokal Infektion*
Modulzuordnung:	
Einsatzort:	
Praxisanleiter*in oder Supervisor*in:	
Lernziele: Die Lernenden • kennen wesentliche Aspekte des Wundmanagements und verfügen über Kenntnisse der strukturierten und interdisziplinären Versorgung von Wunden. • kennen die Ursachen chronischer Wunden. • können eine Wundanamnese, Wundinspektion, Wundbehandlung, Wunddokumentation sowie eine Schmerztherapie durchzuführen. • können eine Wundversorgung unter aseptischen Vorgehen durchführen.	
Aufgabenstellung: Wählen Sie eine Patient*in mit einer chronischen oder akuten Wunde aus. • Erläutern Sie die häufigsten Ursachen einer chronischen Wunde, • zeigen Sie therapeutische Maßnahmen auf, • beschreiben Sie das aseptische Vorgehen bei akuten Wunden, • benennen und erläutern Sie entscheidende Eckpunkte in der Anamnese, welche Ihre Vorgehensweise bestimmen und beschreiben Sie Lösungsstrategien, • ergreifen Sie Mittel, um die Schmerzintensität und -qualität zu erfassen und zu dokumentieren. Beschreiben Sie unterschiedliche Instrumente zur Beurteilung des Schmerzes. Denken Sie dabei auch an Instrumente zur Fremdeinschätzung der Patient*innen, • nennen Sie verwendete Medikamente, Indikationen und Kontraindikationen sowie deren Wirkungen und Nebenwirkungen, • planen und erläutern Sie die pflegetherapeutischen Interventionen. Begründen Sie die getroffenen Entscheidungen und Maßnahmen, • evaluieren Sie Ihr Vorgehen mit den Praxisanleiter*innen.	
Literatur: AWMF-Leitlinien (www.awmf.de) zum Thema Lokaltherapie chronischer Wunden Aktuelle Auflage Larsen Anästhesie und Intensivmedizin für die Fachpflege, Springer Verlag DNQP-Expertenstandard (https://www.dnqp.de/expertenstandards-und-auditinstrumente/)	

Eigene Notizen

3 Praktikumsnachweise für die Notaufnahme

Kompetenzeinschätzung durch die praxisanleitende, supervidierende Person

(Fremdeinschätzung – Auszufüllen durch den/die Praxisanleiter*in)

Name der Praxisanleiter*in/Supervisor*innen

Datum der Patient*innenvorstellung

	sehr stark ausgeprägt	stark ausgeprägt	eher stark ausgeprägt	etwas ausgeprägt	wenig ausgeprägt	gar nicht ausgeprägt
1. Entscheidungsfähigkeit Fähigkeit notwendige Entscheidungen unverzüglich zu treffen						
2. Initiative Fähigkeit notwendige Handlungen/Maßnahmen aktiv zu beginnen bzw. einzuleiten						
3. Kommunikationsfähigkeit Fähigkeit mit anderen erfolgreich zu kommunizieren						
4. Teamfähigkeit Fähigkeit im Team erfolgreich zu arbeiten						
5. Eigenverantwortung Fähigkeit eigenverantwortlich und selbstständig zu handeln						
6. Delegieren Fähigkeit Aufgaben sinnvoll zu verteilen						

Kommentare

Unterschrift Praxisanleiter*in　　　　　　　　　　　　　　　　Unterschrift Lernende*r

3.22 Schockraummanagement – Leitsymptom »Schweres Trauma«

Schockraummanagement	Leitsymptom: *Schweres Trauma*
Modulzuordnung:	
Einsatzort:	
Praxisanleiter*in oder Supervisor*in:	

Lernziele:
Die Lernenden

- kennen die Abläufe der Patient*innenversorgung in dem Schockraum Ihrer Einsatzstelle.
- kennen die Versorgung von lebensbedrohlich Erkrankten oder Verletzten von der Alarmierung bis zur Übergabe der Patient*in an die weiterbehandelnde Fachabteilung nach den Vorgaben der Einsatzstelle.
- können diese Abläufe sowohl in der Theorie als auch in der Praxis abrufen.
- können die Grundlagen der Kommunikation im multiprofessionellen Team anwenden und erläutern.

Aufgabenstellung:
Wählen Sie eine*n schockraumpflichtige*n Patient*in aus.

- Nennen Sie die Kriterien der verschiedenen Leitlinien zur Behandlung von Patient*innen nach Schockraumstandards,
- erläutern Sie die Standards des Advanced Trauma Life Support (ATLS) und des Advanced Life Support (ALS) und Basic Life Support (BLS),
- setzen Sie sich mit dem spezifischen pathophysiologischen Problem der ausgewählten kritisch kranken oder verletzten Patient*in auseinander,
- nennen Sie die für die Schockraumversorgung relevanten Grundregeln des Crew/Team Ressource Managements,
- benennen und erläutern Sie entscheidende Eckpunkte in der Anamnese, welche Ihre Vorgehensweise bestimmen und beschreiben Sie Lösungsstrategien,
- beziehen Sie sich auf die ABCDE-Regel und verwenden Sie relevante Scoring-Systeme bei der Problemanalyse,
- nennen Sie die Therapieprinzipien, die verwendeten Medikamente, deren Indikationen und Kontraindikationen sowie die Wirkungen und Nebenwirkungen,
- planen und erläutern Sie die pflegetherapeutischen Interventionen. Begründen Sie die getroffenen Entscheidungen und Maßnahmen,
- evaluieren Sie Ihr Vorgehen mit den Praxisanleiter*innen.

Literatur:
AWMF-Leitlinien (www.awmf.de) zum Thema Schwerverletzten Versorgung
Kursbuch zum Kursformat Advanced Trauma Life Support®
Aktuelle Ausgabe Faktor Mensch® – Sicheres Handeln in Kritischen Situationen, Verlag GbR MEDI-LEARN

Eigene Notizen

3 Praktikumsnachweise für die Notaufnahme

Kompetenzeinschätzung durch die praxisanleitende, supervidierende Person

(Fremdeinschätzung – Auszufüllen durch den/die Praxisanleiter*in)

Name der Praxisanleiter*in/Supervisor*innen

Datum der Patient*innenvorstellung

	sehr stark ausgeprägt	stark ausgeprägt	eher stark ausgeprägt	etwas ausgeprägt	wenig ausgeprägt	gar nicht ausgeprägt
1. Entscheidungsfähigkeit Fähigkeit notwendige Entscheidungen unverzüglich zu treffen						
2. Initiative Fähigkeit notwendige Handlungen/ Maßnahmen aktiv zu beginnen bzw. einzuleiten						
3. Kommunikationsfähigkeit Fähigkeit mit anderen erfolgreich zu kommunizieren						
4. Teamfähigkeit Fähigkeit im Team erfolgreich zu arbeiten						
5. Eigenverantwortung Fähigkeit eigenverantwortlich und selbstständig zu handeln						
6. Delegieren Fähigkeit Aufgaben sinnvoll zu verteilen						

Kommentare

Unterschrift Praxisanleiter*in   Unterschrift Lernende*r

3.23 Extremitätenproblem – Leitsymptom »Stärkster Schmerz«

Extremitätenprobleme	Leitsymptom: *Stärkster Schmerz* Anlage starrer Verbände (Gips / Cast)

Modulzuordnung:

Einsatzort:

Praxisanleiter*in oder Supervisor*in:

Lernziele: Die Lernenden • kennen die verschiedenen Formen sowie Komplikationen von Gipsen. • kennen den muskuloskelettalen Bewegungsapparat und die Bewegungsoptionen seiner Gelenke. • können die darauffolgende Einleitung notwendiger (alternativer) Interventionen beherrschen. • können sach- und fachgerecht mindestens zwei der vier folgenden Weiß- bzw. Kunststoffgipse anlegen. • können, da die distale Radiusfraktur die statistisch häufigste Fraktur ist, Unterarmweißgips und Softcast sicher beherrschen. • können für die untere Extremität die Anlage von Unterschenkelweißgips und Softcast sicher beherrschen. • können einfache, starrer Kunststoffschienen anfertigen.

Aufgabenstellung: Wählen Sie eine Patient*in aus, bei der aufgrund ihrer medizinischen Diagnose ein immobilisierender Verband aus Weißgips oder Kunststoff indiziert ist. • Erläutern Sie Ihre anatomischen Kenntnisse über den muskuloskelettalen Bewegungsapparat und setzen Sie sich mit den Gelenkformen und deren Bewegungsoptionen auseinander, • beschreiben Sie mögliche Komplikationen einer Gipsanlage, • benennen Sie die Vor- und Nachteile der jeweiligen Gipsformen, • begründen Sie die gewählte Winkel- und Funktionsstellung, • planen und erläutern Sie die pflegetherapeutischen Interventionen, • begründen Sie die getroffenen Entscheidungen und Maßnahmen, • evaluieren Sie Ihr Vorgehen mit den Praxisanleiter*innen.

Literatur: AWMF-Leitlinien (www.awmf.de) zum Thema Stützverbände bei Frakturen und Verletzungen Aktuelle Auflage Larsen Anästhesie und Intensivmedizin für die Fachpflege, Springer Verlag DNQP-Expertenstandard (https://www.dnqp.de/expertenstandards-und-auditinstrumente/) Fachbuch I care Anatomie Physiologie Georg Thieme Verlag KG

Eigene Notizen

3 Praktikumsnachweise für die Notaufnahme

Kompetenzeinschätzung durch die praxisanleitende, supervidierende Person

(Fremdeinschätzung – Auszufüllen durch den/die Praxisanleiter*in)

___

Name der Praxisanleiter*in/Supervisor*innen

___

Datum der Patient*innenvorstellung

	sehr stark ausgeprägt	stark ausgeprägt	eher stark ausgeprägt	etwas ausgeprägt	wenig ausgeprägt	gar nicht ausgeprägt
1. Entscheidungsfähigkeit Fähigkeit notwendige Entscheidungen unverzüglich zu treffen						
2. Initiative Fähigkeit notwendige Handlungen/Maßnahmen aktiv zu beginnen bzw. einzuleiten						
3. Kommunikationsfähigkeit Fähigkeit mit anderen erfolgreich zu kommunizieren						
4. Teamfähigkeit Fähigkeit im Team erfolgreich zu arbeiten						
5. Eigenverantwortung Fähigkeit eigenverantwortlich und selbstständig zu handeln						
6. Delegieren Fähigkeit Aufgaben sinnvoll zu verteilen						

Kommentare

___

Unterschrift Praxisanleiter*in   Unterschrift Lernende*r

3.24 Assistenz bei dem Legen einer Thoraxdrainage

Assistenz beim Legen einer Thoraxdrainage
Modulzuordnung:
Einsatzort:
Praxisanleiter*in oder Supervisor*in:
Lernziele: Die Lernenden   • kennen die Indikation zur Anlage einer Thoraxdrainage.   • kennen die verschiedenen Formen der Thoraxdrainage und deren Vor- und Nachteile.   • können die Anlage einer Thoraxdrainage vorbereiten.   • können bei der Anlage einer Thoraxdrainage assistieren.   • können diese Patient*innengruppe leitliniengerecht betreuen.
Aufgabenstellung: Wählen Sie eine Patient*in aus, bei der aufgrund einer medizinischen Diagnose eine Ableitung in Form einer Thoraxdrainage indiziert ist.   • Vertiefen Sie die anatomischen und physiologischen Kenntnisse. Darüber hinaus setzen Sie sich mit der Pathophysiologie, die eine Thoraxdrainage erforderlich macht, auseinander,   • benennen Sie die möglichen Formen der Thoraxdrainage, benötigtes Material und beschreiben deren Anlage,   • erläutern Sie Vor- und Nachteile der jeweiligen Formen,   • benennen und erläutern Sie entscheidende Eckpunkte in der Anamnese, welche Ihre Vorgehensweise bestimmen und beschreiben Sie Lösungsstrategien,   • nennen Sie die Therapieprinzipien, die verwendeten Medikamente, deren Indikationen und Kontraindikationen sowie die Wirkungen und deren Nebenwirkungen,   • planen und erläutern Sie die pflegetherapeutischen Interventionen,   • begründen Sie die getroffenen Entscheidungen und Maßnahmen,   • evaluieren Sie Ihr Vorgehen mit den Praxisanleiter*innen.
Literatur: AWMF-Leitlinien (www.awmf.de) zum Thema Pneumothorax   Aktuelle Auflage Larsen Anästhesie und Intensivmedizin für die Fachpflege, Springer Verlag

Eigene Notizen

3 Praktikumsnachweise für die Notaufnahme

Kompetenzeinschätzung durch die praxisanleitende, supervidierende Person

(Fremdeinschätzung – Auszufüllen durch den/die Praxisanleiter*in)

Name der Praxisanleiter*in/Supervisor*innen

Datum der Patient*innenvorstellung

	sehr stark ausgeprägt	stark ausgeprägt	eher stark ausgeprägt	etwas ausgeprägt	wenig ausgeprägt	gar nicht ausgeprägt
1. Entscheidungsfähigkeit Fähigkeit notwendige Entscheidungen unverzüglich zu treffen						
2. Initiative Fähigkeit notwendige Handlungen/Maßnahmen aktiv zu beginnen bzw. einzuleiten						
3. Kommunikationsfähigkeit Fähigkeit mit anderen erfolgreich zu kommunizieren						
4. Teamfähigkeit Fähigkeit im Team erfolgreich zu arbeiten						
5. Eigenverantwortung Fähigkeit eigenverantwortlich und selbstständig zu handeln						
6. Delegieren Fähigkeit Aufgaben sinnvoll zu verteilen						

Kommentare

Unterschrift Praxisanleiter*in   Unterschrift Lernende*r

4.1 Unwohlsein bei Kindern – Leitsymptom »Das fiebernde Kind«

Unwohlsein bei Kindern	Leitsymptom: *Das fiebernde Kind*
Modulzuordnung:	
Einsatzort:	
Praxisanleiter*in oder Supervisor*in:	

Lernziele:
Die Lernenden

- kennen Möglichkeiten, um auf die Angehörigen und die Patient*innen einzugehen.
- kennen die therapeutischen Maßnahmen.
- können anhand klinischer und präklinischer Parameter kritisch kranke Kinder mit Fieber erkennen.
- können notwendige Sofortmaßnahmen einleiten.

Aufgabenstellung:
Wählen Sie ein Kind mit Fieber aus, berücksichtigen Sie dabei seine psychosoziale Situation.

- Beschreiben Sie welche Möglichkeiten Ihnen zur Verfügung stehen, um auf die personale Situation der Angehörigen und des Kindes einzugehen,
- benennen Sie diagnostische, therapeutische und pflegerische Maßnahmen,
- benennen Sie wesentliche Eckpunkte in der Anamnese, die Notwendigkeit der Erhebung von Vitalparametern und beschreiben Sie die Ergebnisse Ihrer Krankenbeobachtung,
- vertiefen Sie Kenntnisse über verwendete Medikamente, Applikationswege, Indikationen und Kontraindikationen sowie deren Wirkungen und Nebenwirkungen und benennen Sie medizinische Hilfsmittel,
- planen und erläutern Sie die pflegetherapeutischen Interventionen. Begründen Sie die getroffenen Entscheidungen und Maßnahmen,
- evaluieren Sie Ihr Vorgehen mit den Praxisanleiter*innen.

Literatur:
AWMF-Leitlinien (www.awmf.de) zum Thema Fieber und Fieberkrampf im Kindesalter
Aktuelle Auflage von Kindernotfälle im Rettungsdienst, Springer Verlag

Eigene Notizen

4 Praktikumsnachweis für die pädiatrische Notaufnahme

Kompetenzeinschätzung durch die praxisanleitende, supervidierende Person

(Fremdeinschätzung – Auszufüllen durch den/die Praxisanleiter*in)

_____
Name der Praxisanleiter*in/Supervisor*innen

_____
Datum der Patient*innenvorstellung

	sehr stark ausgeprägt	stark ausgeprägt	eher stark ausgeprägt	etwas ausgeprägt	wenig ausgeprägt	gar nicht ausgeprägt
1. Entscheidungsfähigkeit Fähigkeit notwendige Entscheidungen unverzüglich zu treffen						
2. Initiative Fähigkeit notwendige Handlungen/Maßnahmen aktiv zu beginnen bzw. einzuleiten						
3. Kommunikationsfähigkeit Fähigkeit mit anderen erfolgreich zu kommunizieren						
4. Teamfähigkeit Fähigkeit im Team erfolgreich zu arbeiten						
5. Eigenverantwortung Fähigkeit eigenverantwortlich und selbstständig zu handeln						
6. Delegieren Fähigkeit Aufgaben sinnvoll zu verteilen						

Kommentare

Unterschrift Praxisanleiter*in   Unterschrift Lernende*r

4.2 Unwohlsein bei Kindern – Leitsymptom »Das bewusstseinseingeschränkte Kind«

Praxisauftrag Unwohlsein bei Kindern	Leitsymptom: *Das bewusstseinseingeschränkte Kind*
Modulzuordnung:	
Einsatzort:	
Praxisanleiter*in oder Supervisor*in:	
Lernziele: Die Lernenden • kennen mögliche Ursachen für eine Bewusstseinseintrübung. • kennen Überwachungsschwerpunkte und pflegerische Sofortmaßnahmen. • können durch Anamneseerhebung, Erfassung der Vitalparameter und Beobachtung klinischer Parameter ein bewusstseinseingeschränktes Kind identifizieren. • können mit notfallmedizinischen- und pflegerischen Maßnahmen zur Zustandsstabilisierung beginnen.	
Aufgabenstellung: Wählen Sie ein bewusstseinseingetrübtes Kind aus. • Benennen Sie pflegerische Erstmaßnahmen, • erläutern Sie die vielfältigen Ursachen für eine Bewusstseinseintrübung, • nennen Sie die zu erhebenden Vitalparameter und geben deren Normwerte an, • beschreiben Sie Ihre Überwachungsschwerpunkte, • benennen Sie diagnostische Maßnahmen, die zeitnah durchzuführen bzw. vorzubereiten sind, • benennen und erläutern Sie entscheidende Eckpunkte in der Anamnese, welche Ihre Vorgehensweise bestimmen und beschreiben Sie Lösungsstrategien, • vertiefen Sie Kenntnisse über verwendete Medikamente, Applikationswege, Indikationen und Kontraindikationen sowie deren Wirkungen und Nebenwirkungen und benennen Sie medizinische Hilfsmittel, • planen und erläutern Sie die pflegetherapeutischen Interventionen, • begründen Sie die getroffenen Entscheidungen und Maßnahmen, • evaluieren Sie Ihr Vorgehen mit den Praxisanleiter*innen.	
Literatur: AWMF-Leitlinien (www.awmf.de) zum Thema Schädel- Hirn- Trauma im Kindesalter und akute Bewusstseinsstörungen jenseits der Neugeborenenperiode Aktuelle Auflage von Kindernotfälle im Rettungsdienst, Springer Verlag	

Eigene Notizen

4 Praktikumsnachweis für die pädiatrische Notaufnahme

Kompetenzeinschätzung durch die praxisanleitende, supervidierende Person

(Fremdeinschätzung – Auszufüllen durch den/die Praxisanleiter*in)

_____

Name der Praxisanleiter*in/Supervisor*innen

_____

Datum der Patient*innenvorstellung

	sehr stark ausgeprägt	stark ausgeprägt	eher stark ausgeprägt	etwas ausgeprägt	wenig ausgeprägt	gar nicht ausgeprägt
1. Entscheidungsfähigkeit Fähigkeit notwendige Entscheidungen unverzüglich zu treffen						
2. Initiative Fähigkeit notwendige Handlungen/ Maßnahmen aktiv zu beginnen bzw. einzuleiten						
3. Kommunikationsfähigkeit Fähigkeit mit anderen erfolgreich zu kommunizieren						
4. Teamfähigkeit Fähigkeit im Team erfolgreich zu arbeiten						
5. Eigenverantwortung Fähigkeit eigenverantwortlich und selbstständig zu handeln						
6. Delegieren Fähigkeit Aufgaben sinnvoll zu verteilen						

Kommentare

Unterschrift Praxisanleiter*in   Unterschrift Lernende*r

4.3 Atemprobleme bei Kindern – Leitsymptom »Atemnot«

Atemprobleme bei Kindern	Leitsymptom: *Atemnot*

Modulzuordnung:

Einsatzort:

Praxisanleiter*in oder Supervisor*in:

Lernziele:
Die Lernenden

- kennen die anatomischen, physiologischen und pathophysiologischen Grundlagen von Atmung und Gasaustausch
- kennen die Differentialdiagnosen einer Atemnot.
- können apparative und konservative Therapieverfahren vorbereiten und bei ihrer Durchführung assistieren.
- können bei dem Auftreten des Symptoms Atemnot sowie durch Zuhilfenahme zusätzlicher klinischer Parameter, die notwendigen Maßnahmen in angemessener Qualität durchführen.

Aufgabenstellung:
Wählen Sie ein Kind mit dem Symptom Atemnot aus.

- Erklären Sie die anatomischen und physiologischen Grundlagen der Atmungsorgane und deren Funktion,
- darüber hinaus nennen Sie die pathophysiologischen Aspekte einer Ateminsuffizienz und deren Besonderheiten bei Neugeborenen und Kindern,
- benennen Sie welche Differentialdiagnosen in Frage kommen,
- nennen Sie konservative und apparative Therapieverfahren,
- benennen und erläutern Sie entscheidende Eckpunkte in der Anamnese, welche Ihre Vorgehensweise bestimmen und beschreiben Sie Lösungsstrategien,
- vertiefen Sie Kenntnisse über verwendete Medikamente, Applikationswege, Indikationen und Kontraindikationen sowie deren Wirkungen und Nebenwirkungen und benennen Sie medizinische Hilfsmittel,
- planen und erläutern Sie die pflegetherapeutischen Interventionen. Begründen Sie die getroffenen Entscheidungen und Maßnahmen,
- evaluieren Sie Ihr Vorgehen mit den Praxisanleiter*innen.

Literatur:
Aktuelle Auflage von Kindernotfälle im Rettungsdienst, Springer Verlag
AWMF-Leitlinie zum Thema Asthma, https://kind-lunge.de/wp-content/uploads/2019/02/AWMF-Leitline-2018-Asthma.pdf

Eigene Notizen

4 Praktikumsnachweis für die pädiatrische Notaufnahme

Kompetenzeinschätzung durch die praxisanleitende, supervidierende Person

(Fremdeinschätzung – Auszufüllen durch den/die Praxisanleiter*in)

Name der Praxisanleiter*in/Supervisor*innen

Datum der Patient*innenvorstellung

	sehr stark ausgeprägt	stark ausgeprägt	eher stark ausgeprägt	etwas ausgeprägt	wenig ausgeprägt	gar nicht ausgeprägt
1. Entscheidungsfähigkeit Fähigkeit notwendige Entscheidungen unverzüglich zu treffen						
2. Initiative Fähigkeit notwendige Handlungen/ Maßnahmen aktiv zu beginnen bzw. einzuleiten						
3. Kommunikationsfähigkeit Fähigkeit mit anderen erfolgreich zu kommunizieren						
4. Teamfähigkeit Fähigkeit im Team erfolgreich zu arbeiten						
5. Eigenverantwortung Fähigkeit eigenverantwortlich und selbstständig zu handeln						
6. Delegieren Fähigkeit Aufgaben sinnvoll zu verteilen						

Kommentare

Unterschrift Praxisanleiter*in   Unterschrift Lernende*r

4.4 Kindeswohlgefährdung – Leitsymptom »Auffälliger Verletzungsmechanismus«

Kindswohlgefährdung	Leitsymptom: *Auffälliger Verletzungsmechanismus*
Modulzuordnung:	
Einsatzort:	
Praxisanleiter*in oder Supervisor*in:	
Lernziele: Die Lernenden • kennen unterschiedliche Gewaltformen bzw. -anwendungen. • kennen und erkennen die Zeichen von Kindeswohlgefährdung. • können die Erkennungsmerkmale für Vernachlässigung und Misshandlung erkennen. • können den Verdacht angemessen intra- und interprofessionell kommunizieren.	
Aufgabenstellung: Wählen Sie ein Kind aus, bei dem der Verdacht auf Kindeswohlgefährdung vorliegt. • Erläutern Sie die unterschiedlichen Gewaltformen und beschreiben Sie Erkennungsmerkmale für Vernachlässigung und Misshandlung, • beschreiben Sie die Vorgehensweise in der Notaufnahme, • benennen und erläutern Sie entscheidende Eckpunkte in der Anamnese, welche Ihre Vorgehensweise bestimmen und beschreiben Sie Lösungsstrategien, • planen und erläutern Sie die pflegetherapeutischen Interventionen. • begründen Sie die getroffenen Entscheidungen und Maßnahmen, • evaluieren Sie Ihr Vorgehen mit den Praxisanleiter*innen.	
Literatur: AWMF-Leitlinien (www.awmf.de) zum Thema Kindesmisshandlung, -missbrauch, -vernachlässigung Bündnis Kinderschutz MV: Die Checkliste Kindswohlgefährdung, http://buendnis-kinderschutz-mv.de/cms/front_content.php?idart=375	

Eigene Notizen

4 Praktikumsnachweis für die pädiatrische Notaufnahme

Kompetenzeinschätzung durch die praxisanleitende, supervidierende Person

(Fremdeinschätzung – Auszufüllen durch den/die Praxisanleiter*in)

_____

Name der Praxisanleiter*in/Supervisor*innen

_____

Datum der Patient*innenvorstellung

	sehr stark ausgeprägt	stark ausgeprägt	eher stark ausgeprägt	etwas ausgeprägt	wenig ausgeprägt	gar nicht ausgeprägt
1. Entscheidungsfähigkeit Fähigkeit notwendige Entscheidungen unverzüglich zu treffen						
2. Initiative Fähigkeit notwendige Handlungen/Maßnahmen aktiv zu beginnen bzw. einzuleiten						
3. Kommunikationsfähigkeit Fähigkeit mit anderen erfolgreich zu kommunizieren						
4. Teamfähigkeit Fähigkeit im Team erfolgreich zu arbeiten						
5. Eigenverantwortung Fähigkeit eigenverantwortlich und selbstständig zu handeln						
6. Delegieren Fähigkeit Aufgaben sinnvoll zu verteilen						

Kommentare

_____

Unterschrift Praxisanleiter*in   Unterschrift Lernende*r

5 Praktikumsnachweis für die Intensivstation und Anästhesie

Praktikumseinrichtung/Station

Praktikumszeitraum: von – bis

Ansprechpartner*in

Name und Unterschrift der Praxisanleitung, Stempel

Das Erstgespräch findet i. d. R. am ersten Tag des Praktikumseinsatzes statt. Es dient dem gegenseitigen Kennenlernen von Lehrgangsteilnehmer*innen und Stationsleitung und/oder Praxisanleiter*innen. Dabei werden formale und inhaltliche Absprachen zum Praktikumsverlauf vorgenommen sowie Lernmöglichkeiten besprochen und konkrete Lernziele festgelegt.

Das Zwischengespräch findet i. d. R. in der Mitte des Praktikumseinsatzes statt. Es dient der Erhebung des Zwischenstandes der gegenseitigen Lernziele sowie Fortschritte.

Das Abschlussgespräch dient der beidseitigen Reflexion und Beurteilung des Praktikumseinsatzes durch die Lehrgangsteilnehmer*innen und den Praxisanleiter*innen sowie der Überprüfung des Lernerfolges anhand der festgelegten Lernziele.

5 Praktikumsnachweis für die Intensivstation und Anästhesie

Einarbeitungsnachweis

Einarbeitung von (Name)

Am (Datum, Uhrzeit)

Unterschrift (von allen Beteiligten)

Begrüßung/Vorstellung	Information erhalten am/Unterschrift
Abteilungsübersicht, Personal- und Umkleideräume, Materiallager, Geräteräume, …	
Berufsgruppen, Personalschlüssel, Qualifikationen und Skill-Mix	
Dienstplan (Arbeitszeiten, Pausenregelung), Urlaub, Verhalten bei Fehlzeiten	
Stations- bzw. Abteilungsablauf (Organisation, Routineablauf, Notfallsituation, Dokumentation)	
Medizinische Geräte	
Hygieneplan	
Aufnahme-, Entlassungsformalitäten	

Notizen

5.1 Die beatmete Patient*in

Die beatmete Patient*in
Modulzuordnung:
Einsatzort:
Praxisanleiter*in oder Supervisor*in:
Lernziele: Die Lernenden • kennen die Definition der Beatmung. • kennen die relevanten Beatmungsparameter (z. B. VT, PEEP, pMax, Plateau, Flow, Trigger). • kennen die wichtigsten Beatmungsformen (z. B. CMV, PCV, CPAP, ASB). • können die Grundeinstellung der Beatmung durchführen. • können diese Patient*innengruppe leitliniengerecht betreuen.
Aufgabenstellung: Wählen Sie eine Patient*in mit Beatmung aus. • Beschreiben Sie die möglichen Ursachen und Indikationen einer Beatmung, • erklären Sie die pathophysiologischen Zusammenhänge (Volumen, Druck, Flow), • benennen und erläutern Sie die entscheidenden Eckpunkte der Anamnese, welche Ihre Vorgehensweise bestimmen und beschreiben Sie die daraus resultierenden Lösungsstrategien, • schätzen Sie die Therapie mittels validierter Scores (z. B. Horrowitz-Index) und anderen relevanten laborchemischen Parametern (z. B. BGA) ein, • benennen Sie mögliche Komplikationen und Kontraindikationen der Therapie (z. B. Bauchlagerung), • planen und begründen Sie die pflegetherapeutischen Interventionen. Begründen Sie die getroffenen Entscheidungen und Maßnahmen, • führen Sie ggf. die notwendigen Lagerungsmaßnahmen durch, • stellen Sie die Einstellung der korrekten Beatmungsparameter sicher (z. B. PEEP, PEEP-Trial, VT), • evaluieren Sie Ihr Vorgehen mit den Praxisanleiter*innen.
Literatur: AWMF-Leitlinien (www.awmf.de) zum Thema Invasive, Nichtinvasive Beatmung bzw. Lagerungstherapie und Frühmobilisation Aktuelle Auflage Larsen Anästhesie und Intensivmedizin für die Fachpflege, Springer Verlag

Eigene Notizen

5 Praktikumsnachweis für die Intensivstation und Anästhesie

Kompetenzeinschätzung durch die praxisanleitende, supervidierende Person

(Fremdeinschätzung – Auszufüllen durch den/die Praxisanleiter*in)

_____

Name der Praxisanleiter*in/Supervisor*innen

_____

Datum der Patient*innenvorstellung

	sehr stark ausgeprägt	stark ausgeprägt	eher stark ausgeprägt	etwas ausgeprägt	wenig ausgeprägt	gar nicht ausgeprägt
1. Entscheidungsfähigkeit Fähigkeit notwendige Entscheidungen unverzüglich zu treffen						
2. Initiative Fähigkeit notwendige Handlungen/Maßnahmen aktiv zu beginnen bzw. einzuleiten						
3. Kommunikationsfähigkeit Fähigkeit mit anderen erfolgreich zu kommunizieren						
4. Teamfähigkeit Fähigkeit im Team erfolgreich zu arbeiten						
5. Eigenverantwortung Fähigkeit eigenverantwortlich und selbstständig zu handeln						
6. Delegieren Fähigkeit Aufgaben sinnvoll zu verteilen						

Kommentare

_____

Unterschrift Praxisanleiter*in   Unterschrift Lernende*r

5.2 Postoperatives Schmerzmanagement

Postoperatives Schmerzmanagement
Modulzuordnung:
Einsatzort:
Praxisanleiter*in oder Supervisor*in:
Lernziele: Die Lernenden • kennen den DNQP-Expertenstandard »Schmerzmanagement in der Pflege«. • kennen die relevanten Scores zur Schmerzeinschätzung. • können die Scores korrekt anwenden. • können diese Patient*innengruppe leitliniengerecht betreuen.
Aufgabenstellung: Wählen Sie eine Patient*in zur Evaluation von Schmerzen aus. • Beschreiben Sie die möglichen Ursachen und Ausprägung der Schmerzen, • erklären Sie die pathophysiologischen Zusammenhänge (z. B. Schmerzentstehung, Schmerzleitung), • benennen und erläutern Sie die entscheidenden Eckpunkte der Anamnese, welche Ihre Vorgehensweise bestimmen und beschreiben Sie die daraus resultierenden Lösungsstrategien, • schätzen Sie die Therapie mittels validierter Scores (z. B. NRS, VAS, BPS) und anderen relevanten Parametern ein, • benennen Sie mögliche Komplikationen und Kontraindikationen der möglichen Therapie (z. B. Analgetikagabe), • planen und begründen Sie die pflegetherapeutischen Interventionen, • führen Sie ggf. die notwendigen Maßnahmen dazu selbstständig durch, • evaluieren Sie Ihr Vorgehen mit den Praxisanleiter*innen.
Literatur: AWMF-Leitlinien (www.awmf.de) zum Thema Schmerz DNQP-Expertenstandard (https://www.dnqp.de/expertenstandards-und-auditinstrumente/) Aktuelle Auflage Larsen Anästhesie und Intensivmedizin für die Fachpflege, Springer Verlag WHO-Stufenschema zur Schmerzbehandlung

Eigene Notizen

5 Praktikumsnachweis für die Intensivstation und Anästhesie

Kompetenzeinschätzung durch die praxisanleitende, supervidierende Person

(Fremdeinschätzung – Auszufüllen durch den/die Praxisanleiter*in)

_____

Name der Praxisanleiter*in/Supervisor*innen

_____

Datum der Patient*innenvorstellung

	sehr stark ausgeprägt	stark ausgeprägt	eher stark ausgeprägt	etwas ausgeprägt	wenig ausgeprägt	gar nicht ausgeprägt
1. Entscheidungsfähigkeit Fähigkeit notwendige Entscheidungen unverzüglich zu treffen						
2. Initiative Fähigkeit notwendige Handlungen/ Maßnahmen aktiv zu beginnen bzw. einzuleiten						
3. Kommunikationsfähigkeit Fähigkeit mit anderen erfolgreich zu kommunizieren						
4. Teamfähigkeit Fähigkeit im Team erfolgreich zu arbeiten						
5. Eigenverantwortung Fähigkeit eigenverantwortlich und selbstständig zu handeln						
6. Delegieren Fähigkeit Aufgaben sinnvoll zu verteilen						

Kommentare

_____   _____

Unterschrift Praxisanleiter*in   Unterschrift Lernende*r

5.3 Narkoseverfahren, i. v.-Anästhetika und Inhalationsanästhesie

Narkoseverfahren, i. v.-Anästhetika, und Inhalationsanästhesie
Modulzuordnung:
Einsatzort:
Praxisanleiter*in oder Supervisor*in:
Lernziele: Die Lernenden   • kennen die Definition und die Formen der Allgemeinanästhesie.   • kennen die relevanten Scores zur Risikoeinschätzung (z. B. Mallampati-Klassifikation, Upper-Lip-Bite-Test).   • kennen die Wirkweise der verwendeten Medikamente.   • können den Anästhesiearbeitsplatz korrekt vorbereiten und den Gerätecheck durchführen.   • können bei der Anästhesieeinleitung assistieren und auf Besonderheiten reagieren.
Aufgabenstellung: Wählen Sie eine Patient*in für eine geplante Narkose aus.   • Beschreiben Sie die möglichen Indikationen für die Allgemeinanästhesie,   • erklären Sie die physiologischen und pathophysiologischen Zusammenhänge und beurteilen Sie die Patient*in anhand der relevanten Scores zur Risikoeinschätzung und den relevanten Laborparametern,   • benennen und erläutern Sie die entscheidenden Eckpunkte der Anamnese, welche Ihre Vorgehensweise bestimmen und beschreiben Sie die daraus resultierenden Lösungsstrategien,   • schätzen Sie die Situation ein und treffen Sie die notwendigen Vorbereitungen (z. B. medikamentös, gerätetechnisch),   • benennen Sie mögliche Komplikationen und Kontraindikationen der Maßnahme,   • planen und begründen Sie die pflegetherapeutischen Interventionen. Begründen Sie die getroffenen Entscheidungen und Maßnahmen,   • evaluieren Sie Ihr Vorgehen mit den Praxisanleiter*innen.
Literatur: AWMF-Leitlinien (www.awmf.de) zum Thema Narkose und schwieriger Atemweg   Empfehlungen der DGAI (https://www.dgai.de/publikationen/vereinbarungen.html) zum Thema Narkose   Aktuelle Auflage Larsen Anästhesie und Intensivmedizin für die Fachpflege, Springer Verlag

Eigene Notizen

5 Praktikumsnachweis für die Intensivstation und Anästhesie

Kompetenzeinschätzung durch die praxisanleitende, supervidierende Person

(Fremdeinschätzung – Auszufüllen durch den/die Praxisanleiter*in)

_____

Name der Praxisanleiter*in/Supervisor*innen

_____

Datum der Patient*innenvorstellung

	sehr stark ausgeprägt	stark ausgeprägt	eher stark ausgeprägt	etwas ausgeprägt	wenig ausgeprägt	gar nicht ausgeprägt
1. Entscheidungsfähigkeit Fähigkeit notwendige Entscheidungen unverzüglich zu treffen						
2. Initiative Fähigkeit notwendige Handlungen/Maßnahmen aktiv zu beginnen bzw. einzuleiten						
3. Kommunikationsfähigkeit Fähigkeit mit anderen erfolgreich zu kommunizieren						
4. Teamfähigkeit Fähigkeit im Team erfolgreich zu arbeiten						
5. Eigenverantwortung Fähigkeit eigenverantwortlich und selbstständig zu handeln						
6. Delegieren Fähigkeit Aufgaben sinnvoll zu verteilen						

Kommentare

Unterschrift Praxisanleiter*in   Unterschrift Lernende*r

5.4 Airwaymanagement – »Schwieriger Atemweg«

Airwaymanagement
Modulzuordnung:
Einsatzort:
Praxisanleiter*in oder Supervisor*in:
Lernziele: Die Lernenden • kennen die Grundprinzipien der Patient*innenübergabe. • kennen Basisdiagnostik und Basismaßnahmen im Kontext des Atemwegmanagements. • kennen die relevanten Scores (cABCDE, SAMPLER, OPQRST; RASS). • können supraglottische Atemwegshilfen sicher anwenden. • können den Atemweg freihalten. • können diese Patient*innengruppe leitliniengerecht betreuen.
Aufgabenstellung: Wählen Sie einen Patient*in mit den Symptomen eines »Airway-Problems« aus. • Beschreiben Sie die möglichen Ursachen eines »Schwierigen Atemweges«, • erklären Sie die pathophysiologischen Zusammenhänge und beurteilen Sie die Patient*in, • benennen und erläutern Sie die entscheidenden Eckpunkte der Anamnese, welche Ihre Vorgehensweise bestimmen und beschreiben Sie die daraus resultierenden Lösungsstrategien, • schätzen Sie die Situation mittels Basisdiagnostik und weiterführender Diagnostik ein und sichern Sie den Atemweg, • benennen Sie mögliche Komplikationen und Kontraindikationen der Maßnahme (z. B. supraglottische Atemwegshilfe, Intubation, Maskenbeatmung), • planen und begründen Sie die pflegetherapeutischen Interventionen. Begründen Sie die getroffenen Entscheidungen und Maßnahmen, • führen und erläutern Sie ggf. die notwendigen Sofortmaßnahmen durch, • stellen Sie die korrekte Ventilation und die Einstellung der Beatmungsparameter sicher (z. B. PEEP, PEEP-Trial, VT), • evaluieren Sie Ihr Vorgehen mit den Praxisanleiter*innen.
Literatur: AWMF-Leitlinien (www.awmf.de) zum Thema Narkose, schwieriger Atemweg und präklinisches Atemwegmanagement Empfehlungen der DGAI (https://www.dgai.de/publikationen/vereinbarungen.html) zum Thema Narkose. Aktuelle Auflage Larsen Anästhesie und Intensivmedizin für die Fachpflege, Springer Verlag

Eigene Notizen

5 Praktikumsnachweis für die Intensivstation und Anästhesie

Kompetenzeinschätzung durch die praxisanleitende, supervidierende Person

(Fremdeinschätzung – Auszufüllen durch den/die Praxisanleiter*in)

Name der Praxisanleiter*in/Supervisor*innen

Datum der Patient*innenvorstellung

	sehr stark ausgeprägt	stark ausgeprägt	eher stark ausgeprägt	etwas ausgeprägt	wenig ausgeprägt	gar nicht ausgeprägt
1. Entscheidungsfähigkeit Fähigkeit notwendige Entscheidungen unverzüglich zu treffen						
2. Initiative Fähigkeit notwendige Handlungen/Maßnahmen aktiv zu beginnen bzw. einzuleiten						
3. Kommunikationsfähigkeit Fähigkeit mit anderen erfolgreich zu kommunizieren						
4. Teamfähigkeit Fähigkeit im Team erfolgreich zu arbeiten						
5. Eigenverantwortung Fähigkeit eigenverantwortlich und selbstständig zu handeln						
6. Delegieren Fähigkeit Aufgaben sinnvoll zu verteilen						

Kommentare

Unterschrift Praxisanleiter*in   Unterschrift Lernende*r

5.5 Beatmung beim Akuten Atemnotsyndrom (ARDS)

Beatmung bei ARDS
Modulzuordnung:
Einsatzort:
Praxisanleiter*in oder Supervisor*in:
Lernziele: Die Lernenden • kennen die Ursachen und Ausprägungen eines ARDS. • kennen die Definition eines ARDS (Berlin-Definition). • kennen die relevanten Scores zur Einschätzung eines ARDS. • können die Einstellung des Respirators überwachen und auf Besonderheiten reagieren. • können einen Positionswechsel der Patient*in sicher durchführen. • können diese Patient*innengruppe leitliniengerecht betreuen.
Aufgabenstellung: Wählen Sie eine Patient*in mit den Symptomen eines ARDS aus. • Beschreiben Sie die möglichen Ursachen eines ARDS, • erklären Sie die pathophysiologischen Zusammenhänge (Luft-Blut-Schranke, Surfactant, pulmonale Druckerhöhung, intrapulmonaler Rechts-Links-Shunt, Inflammation, Circulus vitiosus), • benennen und erläutern Sie die entscheidenden Eckpunkte der Anamnese, welche Ihre Vorgehensweise bestimmen und beschreiben Sie die daraus resultierenden Lösungsstrategien, • schätzen Sie den Krankheitsverlauf mittels validierter Scores (z. B. Horrowitz-Index) und anderen relevanten laborchemischen Parametern ein, • benennen Sie mögliche Komplikationen und Kontraindikationen der Therapie (z. B. Bauchlagerung), • planen und begründen Sie die pflegetherapeutischen Interventionen, • begründen Sie die getroffenen Entscheidungen und Maßnahmen, • führen Sie ggf. die notwendigen Lagerungsmaßnahmen durch, • stellen Sie die Einstellung der korrekten Beatmungsparameter sicher (z. B. PEEP, PEEP-Trial, VT), • evaluieren Sie Ihr Vorgehen mit den Praxisanleiter*innen.
Literatur: Aktuelle Auflage Larsen Anästhesie und Intensivmedizin für die Fachpflege AWMF-Leitlinien im Kontext der Beatmung/ARDS, Einsatz extrakorporaler Verfahren und Lagerungstherapie und Frühmobilisation

Eigene Notizen

5 Praktikumsnachweis für die Intensivstation und Anästhesie

Kompetenzeinschätzung durch die praxisanleitende, supervidierende Person

(Fremdeinschätzung – Auszufüllen durch den/die Praxisanleiter*in)

___

Name der Praxisanleiter*in/Supervisor*innen

___

Datum der Patient*innenvorstellung

	sehr stark ausgeprägt	stark ausgeprägt	eher stark ausgeprägt	etwas ausgeprägt	wenig ausgeprägt	gar nicht ausgeprägt
1. Entscheidungsfähigkeit Fähigkeit notwendige Entscheidungen unverzüglich zu treffen						
2. Initiative Fähigkeit notwendige Handlungen/Maßnahmen aktiv zu beginnen bzw. einzuleiten						
3. Kommunikationsfähigkeit Fähigkeit mit anderen erfolgreich zu kommunizieren						
4. Teamfähigkeit Fähigkeit im Team erfolgreich zu arbeiten						
5. Eigenverantwortung Fähigkeit eigenverantwortlich und selbstständig zu handeln						
6. Delegieren Fähigkeit Aufgaben sinnvoll zu verteilen						

Kommentare

___

Unterschrift Praxisanleiter*in   Unterschrift Lernende*r

5.6 Akute organische psychische Störung – »Delir«

Akute organische psychische Störung
Modulzuordnung:
Einsatzort:
Praxisanleiter*in oder Supervisor*in:
Lernziele: Die Lernenden • kennen die Ursachen und Ausprägungen eines Delirs. • kennen die Definition eines Delirs (DSM-V). • kennen die relevanten Scores zur Einschätzung eines Delirs. • können diese Patient*innengruppe mittels eines validierten Scores screenen. • können die Pflegeplanung interprofessionell steuern und begleiten. • können diese Patient*innengruppe leitliniengerecht betreuen.
Aufgabenstellung: Wählen Sie eine Patient*in mit den Symptomen eines Delirs aus. • Beschreiben Sie die möglichen Ursachen eines Delirs, • erklären Sie die pathophysiologischen Zusammenhänge (Auslöser, Ausprägungen), • benennen und erläutern Sie die entscheidenden Eckpunkte in der Anamnese, welche Ihre Vorgehensweise bestimmen und beschreiben Sie die daraus resultierenden Lösungsstrategien, • schätzen Sie den Krankheitsverlauf mittels relevanter validierter Scores (z. B. CAM-ICU, ICDSC, NuDESC) ein und ordnen Sie das Delir ein (Hypoaktiv, Hyperaktiv, gemischt, Alkoholentzugsdelir), • benennen Sie mögliche Komplikationen und Kontraindikationen der Therapie, • benennen Sie die Eckpunkte der Therapie (z. B Reorientierung, Frühmobilisation, medikamentös), • planen und begründen Sie die pflegetherapeutischen Interventionen. Begründen Sie die getroffenen Entscheidungen und Maßnahmen, • führen Sie die notwendigen Maßnahmen zur Reorientierung durch, • evaluieren Sie Ihr Vorgehen mit den Praxisanleiter*innen.
Literatur: AWMF-Leitlinien (www.awmf.de) zum Thema Sedierung, Analgesie und Delir DNQP-Expertenstandard (https://www.dnqp.de/expertenstandards-und-auditinstrumente/) Aktuelle Auflage Larsen Anästhesie und Intensivmedizin für die Fachpflege, Springer Verlag

Eigene Notizen

5 Praktikumsnachweis für die Intensivstation und Anästhesie

Kompetenzeinschätzung durch die praxisanleitende, supervidierende Person

(Fremdeinschätzung – Auszufüllen durch den/die Praxisanleiter*in)

Name der Praxisanleiter*in/Supervisor*innen

Datum der Patient*innenvorstellung

	sehr stark ausgeprägt	stark ausgeprägt	eher stark ausgeprägt	etwas ausgeprägt	wenig ausgeprägt	gar nicht ausgeprägt
1. Entscheidungsfähigkeit Fähigkeit notwendige Entscheidungen unverzüglich zu treffen						
2. Initiative Fähigkeit notwendige Handlungen/Maßnahmen aktiv zu beginnen bzw. einzuleiten						
3. Kommunikationsfähigkeit Fähigkeit mit anderen erfolgreich zu kommunizieren						
4. Teamfähigkeit Fähigkeit im Team erfolgreich zu arbeiten						
5. Eigenverantwortung Fähigkeit eigenverantwortlich und selbstständig zu handeln						
6. Delegieren Fähigkeit Aufgaben sinnvoll zu verteilen						

Kommentare

Unterschrift Praxisanleiter*in   Unterschrift Lernende*r

5.7 Atemprobleme beim Erwachsenen – »Chronic obstructive pulmonary disease (COPD)«

Atemprobleme beim Erwachsenen
Modulzuordnung:
Einsatzort:
Praxisanleiter*in oder Supervisor*in:
Lernziele: Die Lernenden • kennen die Begriffe COPD und AECOPD. • kennen die Leitsymptome einer COPD. • kennen die Ätiologie (exogen und endogene Faktoren). • kennen Einteilung nach GOLD. • können die Versorgung nach aktuellen Therapieprinzipien durchführen und begleiten. • können die Diagnostik benennen (z. B. apparativ, interventionell). • können diese Patient*innengruppe leitliniengerecht betreuen.
Aufgabenstellung: Wählen Sie eine*n Patient*in mit den Symptomen einer COPD aus. • Beschreiben Sie die möglichen Ursachen der COPD, • erklären Sie die pathophysiologischen Zusammenhänge, • benennen und erläutern Sie die entscheidenden Eckpunkte in der Anamnese, welche Ihre Vorgehensweise bestimmen und beschreiben Sie die daraus resultierenden Lösungsstrategien, • schätzen Sie den Krankheitsverlauf mittels relevanten validierten Scores (z. B. GOLD, COPD-Assessment-Test) und der relevanten Diagnostik ein, • benennen Sie mögliche Komplikationen und Kontraindikationen der Therapie, • benennen Sie die Eckpunkte der Therapie, • planen und begründen Sie die pflegetherapeutischen Interventionen. Begründen Sie die getroffenen Entscheidungen und Maßnahmen, • führen Sie die entsprechende medikamentöse Therapie und weitere notwendige Maßnahmen durch, • evaluieren Sie Ihr Vorgehen mit Ihren Praxisanleiter*innen.
Literatur: AWMF-Leitlinien (www.awmf.de) zum Thema COPD, Sedierung, Analgesie sowie Nichtinvasive Beatmung Aktuelle Auflage Larsen Anästhesie und Intensivmedizin für die Fachpflege, Springer Verlag

Eigene Notizen

5 Praktikumsnachweis für die Intensivstation und Anästhesie

Kompetenzeinschätzung durch die praxisanleitende, supervidierende Person

(Fremdeinschätzung – Auszufüllen durch den/die Praxisanleiter*in)

___

Name der Praxisanleiter*in/Supervisor*innen

___

Datum der Patient*innenvorstellung

	sehr stark ausgeprägt	stark ausgeprägt	eher stark ausgeprägt	etwas ausgeprägt	wenig ausgeprägt	gar nicht ausgeprägt
1. Entscheidungsfähigkeit Fähigkeit notwendige Entscheidungen unverzüglich zu treffen						
2. Initiative Fähigkeit notwendige Handlungen/Maßnahmen aktiv zu beginnen bzw. einzuleiten						
3. Kommunikationsfähigkeit Fähigkeit mit anderen erfolgreich zu kommunizieren						
4. Teamfähigkeit Fähigkeit im Team erfolgreich zu arbeiten						
5. Eigenverantwortung Fähigkeit eigenverantwortlich und selbstständig zu handeln						
6. Delegieren Fähigkeit Aufgaben sinnvoll zu verteilen						

Kommentare

___

Unterschrift Praxisanleiter*in   Unterschrift Lernende*r

5.8 Kardiologie – Betreuung nach Herzkatheteruntersuchung

Betreuung nach Herzkatheteruntersuchung
Modulzuordnung:
Einsatzort:
Praxisanleiter*in oder Supervisor*in:
Lernziele: Die Lernenden • kennen die Definition der Links- und Rechtsherzkatheteruntersuchung. • kennen die Indikationen der Herzkatheteruntersuchung. • kennen die Kontraindikationen der Herzkatheteruntersuchung. • kennen die möglichen Komplikationen. • können die präinterventionelle Diagnostik benennen. • können die Durchführung der Intervention beschreiben (z. B. Gefäßzugänge, Projektionsebenen). • können diese Patient*innengruppe leitliniengerecht betreuen.
Aufgabenstellung: Wählen Sie eine Patient*in mit den Symptomen eines akuten Coronarsyndroms (ACS) aus. • Beschreiben Sie die möglichen Ursachen des ACS, • erklären Sie die pathophysiologischen Zusammenhänge und die daraus resultierenden Risiken, • benennen und erläutern Sie die entscheidenden Eckpunkte in der Anamnese, welche Ihre Vorgehensweise bestimmen und beschreiben Sie die daraus resultierenden Lösungsstrategien, • schätzen Sie den Krankheitsverlauf und die Entscheidung zur Herzkatheteruntersuchung mittels der relevanten Diagnostik (z. B. Anamnese, EKG, Labor) ein, • benennen Sie mögliche Komplikationen und Kontraindikationen der Herzkatheterdiagnostik, • benennen Sie die Eckpunkte der Therapie des ACS, • planen und begründen Sie die pflegetherapeutischen Interventionen. Begründen Sie die getroffenen Entscheidungen und Maßnahmen, • führen Sie die entsprechenden notwendigen postinterventionellen Maßnahmen durch, • evaluieren Sie Ihr Vorgehen mit Ihren Praxisanleiter*innen.
Literatur: AWMF-Leitlinien (www.awmf.de) zum Thema Herzkatheteruntersuchungen und Erkrankungen des Herzens Aktuelle Auflage Larsen Anästhesie und Intensivmedizin für die Fachpflege, Springer Verlag

Eigene Notizen

5 Praktikumsnachweis für die Intensivstation und Anästhesie

Kompetenzeinschätzung durch die praxisanleitende, supervidierende Person

(Fremdeinschätzung – Auszufüllen durch den/die Praxisanleiter*in)

Name der Praxisanleiter*in/Supervisor*innen

Datum der Patient*innenvorstellung

	sehr stark ausgeprägt	stark ausgeprägt	eher stark ausgeprägt	etwas ausgeprägt	wenig ausgeprägt	gar nicht ausgeprägt
1. Entscheidungsfähigkeit Fähigkeit notwendige Entscheidungen unverzüglich zu treffen						
2. Initiative Fähigkeit notwendige Handlungen/Maßnahmen aktiv zu beginnen bzw. einzuleiten						
3. Kommunikationsfähigkeit Fähigkeit mit anderen erfolgreich zu kommunizieren						
4. Teamfähigkeit Fähigkeit im Team erfolgreich zu arbeiten						
5. Eigenverantwortung Fähigkeit eigenverantwortlich und selbstständig zu handeln						
6. Delegieren Fähigkeit Aufgaben sinnvoll zu verteilen						

Kommentare

Unterschrift Praxisanleiter*in   Unterschrift Lernende*r

5.9 Therapie bei Hypovolämischem Schock

Therapie bei Hypovolämischem Schock
Modulzuordnung:
Einsatzort:
Praxisanleiter*in oder Supervisor*in:
Lernziele: Die Lernenden • kennen die Definition und Abgrenzung zu anderen Schockformen. • kennen die Behandlungsziele. • können die notwendigen Voraussetzungen zur Therapie schaffen. • können diese Patient*innengruppe leitliniengerecht betreuen.
Aufgabenstellung: Wählen Sie eine Patient*in mit den Symptomen eines hypovolämischen Schocks aus, • beschreiben Sie die möglichen Ursachen des hypovolämischen Schocks, • erklären Sie die pathophysiologischen Zusammenhänge und die daraus resultierenden Risiken, • benennen und erläutern Sie die entscheidenden Eckpunkte in der Anamnese, welche Ihre Vorgehensweise bestimmen und beschreiben Sie die daraus resultierenden Lösungsstrategien, • schätzen Sie den Krankheitsverlauf und die Entscheidung zur entsprechenden Therapie mittels der relevanten Diagnostik (z. B. Anamnese, EKG, Labor) ein, • benennen Sie mögliche Komplikationen und Kontraindikationen der gewählten Therapieoptionen, • benennen Sie die Eckpunkte der Therapie inklusive der entsprechenden Ursache, • planen und begründen Sie die pflegetherapeutischen Interventionen. Begründen Sie die getroffenen Entscheidungen und Maßnahmen, • führen Sie die entsprechenden notwendigen Maßnahmen durch, • evaluieren Sie Ihr Vorgehen mit Ihren Praxisanleiter*innen.
Literatur: AWMF-Leitlinien (www.awmf.de) zum Thema Volumenmanagement, Schock und Sepsis Aktuelle Auflage Larsen Anästhesie und Intensivmedizin für die Fachpflege, Springer Verlag

Eigene Notizen

5 Praktikumsnachweis für die Intensivstation und Anästhesie

Kompetenzeinschätzung durch die praxisanleitende, supervidierende Person

(Fremdeinschätzung – Auszufüllen durch den/die Praxisanleiter*in)

Name der Praxisanleiter*in/Supervisor*innen

Datum der Patient*innenvorstellung

	sehr stark ausgeprägt	stark ausgeprägt	eher stark ausgeprägt	etwas ausgeprägt	wenig ausgeprägt	gar nicht ausgeprägt
1. Entscheidungsfähigkeit Fähigkeit notwendige Entscheidungen unverzüglich zu treffen						
2. Initiative Fähigkeit notwendige Handlungen/Maßnahmen aktiv zu beginnen bzw. einzuleiten						
3. Kommunikationsfähigkeit Fähigkeit mit anderen erfolgreich zu kommunizieren						
4. Teamfähigkeit Fähigkeit im Team erfolgreich zu arbeiten						
5. Eigenverantwortung Fähigkeit eigenverantwortlich und selbstständig zu handeln						
6. Delegieren Fähigkeit Aufgaben sinnvoll zu verteilen						

Kommentare

Unterschrift Praxisanleiter*in   Unterschrift Lernende*r

5.10 Extrakorporale Verfahren – »Betreuung einer Patient*in mit ECLS«

Betreuung einer Patient*in mit ECLS
Modulzuordnung:
Einsatzort:
Praxisanleiter*in oder Supervisor*in:
Lernziele: Die Lernenden • kennen die extrakorporalen Unterstützungssysteme (ECMO, pECLA). • kennen Indikationen und Kontraindikationen von ECLS. • kennen die relevanten Verfahren der ECLS. • können bei Komplikationen und Fehlermeldungen zielgerichtet handeln. • können diese Patient*innengruppe leitliniengerecht betreuen.
Aufgabenstellung: Wählen Sie eine*n Patient*in mit einem extrakorpralem Unterstützungssystem aus. • Beschreiben Sie die möglichen Indikationen des Einsatzes von extrakorporalen Unterstützungssystemen (z. B. ARDS), • erklären Sie die Wirkweise der unterschiedlichen Verfahren (z. B. vvECMO, vaECMO, pECLA), • benennen und erläutern Sie die entscheidenden Eckpunkte in der Anamnese, welche Ihre Vorgehensweise bestimmen und beschreiben Sie die daraus resultierenden Lösungsstrategien, • schätzen Sie den Krankheitsverlauf mittels relevanten validierten Scores (z. B. Horovitz-Quotient) und den relevanten Labor- und Mikrobiologieparametern ein, • benennen Sie mögliche Komplikationen und Kontraindikationen der Therapie, • benennen Sie die Eckpunkte der Therapie (z. B. Gefäßzugänge, strukturelle Voraussetzungen), • planen und begründen Sie die pflegetherapeutischen Interventionen. Begründen Sie die getroffenen Entscheidungen und Maßnahmen, • führen Sie die Überwachung und weitere notwendige Maßnahmen durch, • evaluieren Sie Ihr Vorgehen mit Ihren Praxisanleiter*innen.
Literatur: AWMF-Leitlinien (www.awmf.de) zum Thema ECLS Aktuelle Auflage Larsen Anästhesie und Intensivmedizin für die Fachpflege, Springer Verlag Aktuelle Auflage Deiml/Kürzel Ausgewählte Themen zur Operativen Intensivmedizin, Verlag Rudolf Deiml

Eigene Notizen

5 Praktikumsnachweis für die Intensivstation und Anästhesie

Kompetenzeinschätzung durch die praxisanleitende, supervidierende Person

(Fremdeinschätzung – Auszufüllen durch den/die Praxisanleiter*in)

_____

Name der Praxisanleiter*in/Supervisor*innen

_____

Datum der Patient*innenvorstellung

	sehr stark ausgeprägt	stark ausgeprägt	eher stark ausgeprägt	etwas ausgeprägt	wenig ausgeprägt	gar nicht ausgeprägt
1. Entscheidungsfähigkeit Fähigkeit notwendige Entscheidungen unverzüglich zu treffen						
2. Initiative Fähigkeit notwendige Handlungen/Maßnahmen aktiv zu beginnen bzw. einzuleiten						
3. Kommunikationsfähigkeit Fähigkeit mit anderen erfolgreich zu kommunizieren						
4. Teamfähigkeit Fähigkeit im Team erfolgreich zu arbeiten						
5. Eigenverantwortung Fähigkeit eigenverantwortlich und selbstständig zu handeln						
6. Delegieren Fähigkeit Aufgaben sinnvoll zu verteilen						

Kommentare

_____   _____

Unterschrift Praxisanleiter*in   Unterschrift Lernende*r

5.11 Kardiale Ursache – »Herzrhythmusstörungen«

Kardiale Ursache
Modulzuordnung:
Einsatzort:
Praxisanleiter*in oder Supervisor*in:
Lernziele: Die Lernenden • kennen die Ätiologie der Herzrhythmusstörungen (kardial – extrakardial). • kennen die Klassifikation der Herzrhythmusstörungen. • kennen die Symptome von Herzrhythmusstörungen. • kennen die Diagnostik von Herzrhythmusstörungen. • können die Pathophysiologie von Herzrhythmusstörungen beschreiben. • können die Therapie beschreiben, durchführen und überwachen (Medikamentös, Elektrotherapie). • können diese Patient*innengruppe leitliniengerecht betreuen.
Aufgabenstellung: Wählen Sie eine Patient*in mit den Symptomen einer Herzrhythmusstörung aus. • Beschreiben Sie die möglichen Ursachen der Herzrhythmusstörung, • erklären Sie die pathophysiologischen Zusammenhänge (Auslöser, Auswirkung, Prognose), • benennen und erläutern Sie die entscheidenden Eckpunkte in der Anamnese und klinischer Untersuchung, welche Ihre Vorgehensweise bestimmen und beschreiben Sie die daraus resultierenden Lösungsstrategien anhand der Klassifikation (bradykarde bzw. tachykarde, supraventrikuläre bzw. ventrikuläre Herzrhythmusstörungen), • schätzen Sie den Krankheitsverlauf mittels diagnostischen Verfahren (z. B. EKG, Echokardiographie, medikamentöse Tests) ein, • benennen Sie mögliche Komplikationen und Kontraindikationen der Therapie, • benennen Sie die Eckpunkte der Therapie (z. B. Medikamentös, Elektrotherapie), • planen und begründen Sie die pflegetherapeutischen Interventionen. Begründen Sie die getroffenen Entscheidungen und Maßnahmen, • führen Sie die Kreislaufstabilisierung und weitere notwendige Maßnahmen durch, • evaluieren Sie Ihr Vorgehen mit Ihren Praxisanleiter*innen.
Literatur: AWMF-Leitlinien (www.awmf.de) zum Thema Herzrhythmusstörungen Aktuelle Auflage Larsen Anästhesie und Intensivmedizin für die Fachpflege, Springer Verlag

Eigene Notizen

5 Praktikumsnachweis für die Intensivstation und Anästhesie

Kompetenzeinschätzung durch die praxisanleitende, supervidierende Person

(Fremdeinschätzung – Auszufüllen durch den/die Praxisanleiter*in)

Name der Praxisanleiter*in/Supervisor*innen

Datum der Patient*innenvorstellung

	sehr stark ausgeprägt	stark ausgeprägt	eher stark ausgeprägt	etwas ausgeprägt	wenig ausgeprägt	gar nicht ausgeprägt
1. Entscheidungsfähigkeit Fähigkeit notwendige Entscheidungen unverzüglich zu treffen						
2. Initiative Fähigkeit notwendige Handlungen/Maßnahmen aktiv zu beginnen bzw. einzuleiten						
3. Kommunikationsfähigkeit Fähigkeit mit anderen erfolgreich zu kommunizieren						
4. Teamfähigkeit Fähigkeit im Team erfolgreich zu arbeiten						
5. Eigenverantwortung Fähigkeit eigenverantwortlich und selbstständig zu handeln						
6. Delegieren Fähigkeit Aufgaben sinnvoll zu verteilen						

Kommentare

Unterschrift Praxisanleiter*in   Unterschrift Lernende*r

5.12 Intracerebrale Blutung – »Veränderter Bewusstseinszustand«

Therapie bei intracerebraler Blutung
Modulzuordnung:
Einsatzort:
Praxisanleiter*in oder Supervisor*in:
Lernziele: Die Lernenden • kennen die Ätiologie (Schlaganfall, Nicht- Schlaganfall). • kennen die Pathophysiologie der intracerebralen Blutung (ICB). • kennen die Symptomatik der ICB. • kennen die Therapieoptionen der ICB (Konservativ, Operativ). • kennen die Komplikationen der ICB. • können die Diagnostik der ICB beschreiben (Akutbildgebung, Labordiagnostik). • können die notwendigen Maßnahmen durchführen. • können diese Patient*innengruppe leitliniengerecht betreuen.
Aufgabenstellung: Wählen Sie eine*n Patient*in mit den Symptomen einer ICB aus. • Beschreiben Sie die möglichen Ursachen der ICB, • erklären Sie die pathophysiologischen Zusammenhänge (z. B. Blutdruck, Hirndruck), • benennen und erläutern Sie die entscheidenden Eckpunkte in der Anamnese, welche Ihre Vorgehensweise bestimmen und beschreiben Sie die daraus resultierenden Lösungsstrategien, • schätzen Sie den Krankheitsverlauf mittels relevanten validierten Scores (z. B. ICH-Score, GSC, RASS), klinischer Untersuchung (z. B. Pupillen und Vigilanz) und den relevanten Labor- und bildgebenden Verfahren ein, • benennen Sie mögliche Komplikationen und Kontraindikationen der Therapie, • benennen Sie die Eckpunkte der Therapie (z. B. Hirndrucksenkung, Kreislaufstabilisierung), • planen und begründen Sie die pflegetherapeutischen Interventionen. Begründen Sie die getroffenen Entscheidungen und Maßnahmen, • führen Sie die Kreislaufstabilisierung und weitere notwendige Maßnahmen durch, • evaluieren Sie Ihr Vorgehen mit Ihren Praxisanleiter*innen.
Literatur: AWMF-Leitlinien (www.awmf.de) zum Thema Intrakranielle Blutung und Hirndruck (ICP). Aktuelle Auflage Larsen Anästhesie und Intensivmedizin für die Fachpflege, Springer Verlag. Aktuelle Auflage Basic Neurochirurgie, Elsevier Verlag.

Eigene Notizen

5 Praktikumsnachweis für die Intensivstation und Anästhesie

Kompetenzeinschätzung durch die praxisanleitende, supervidierende Person

(Fremdeinschätzung – Auszufüllen durch den/die Praxisanleiter*in)

___

Name der Praxisanleiter*in/Supervisor*innen

___

Datum der Patient*innenvorstellung

	sehr stark ausgeprägt	stark ausgeprägt	eher stark ausgeprägt	etwas ausgeprägt	wenig ausgeprägt	gar nicht ausgeprägt
1. Entscheidungsfähigkeit Fähigkeit notwendige Entscheidungen unverzüglich zu treffen						
2. Initiative Fähigkeit notwendige Handlungen/ Maßnahmen aktiv zu beginnen bzw. einzuleiten						
3. Kommunikationsfähigkeit Fähigkeit mit anderen erfolgreich zu kommunizieren						
4. Teamfähigkeit Fähigkeit im Team erfolgreich zu arbeiten						
5. Eigenverantwortung Fähigkeit eigenverantwortlich und selbstständig zu handeln						
6. Delegieren Fähigkeit Aufgaben sinnvoll zu verteilen						

Kommentare

___

Unterschrift Praxisanleiter*in   Unterschrift Lernende*r

5.13 Sectio Caesarea

Assistenz beim Kaiserschnitt
Modulzuordnung:
Einsatzort:
Praxisanleiter*in oder Supervisor*in:
Lernziele: Die Lernenden   • kennen den regelgerechten Geburtsablauf.   • kennen die Indikation einer Sectio.   • kennen das präoperative Management.   • kennen das postoperative Management.   • können die Nachteile und Risiken einer Sectio beschreiben.   • können die Durchführung einer Sectio beschreiben.   • können diese Patient*innengruppe leitliniengerecht betreuen.
Aufgabenstellung: Wählen Sie eine Patientin mit dem Eingriff Sectio aus.   • Beschreiben Sie die möglichen Indikationen der Sectio,   • erklären Sie die Durchführung und Besonderheiten zum regelrechten Geburtsablauf,   • benennen und Erläutern Sie die entscheidenden Eckpunkte in der Anamnese, welche Ihre Vorgehensweise bestimmen und beschreiben Sie die daraus resultierenden Lösungsstrategien,   • beschreiben Sie den Ablauf der Sectio. Orientieren Sie sich hierbei an den Sectio-Indikationen. Unterscheiden Sie zwischen der maternalen und fetalen Indikation,   • benennen Sie mögliche Komplikationen und Kontraindikationen des Eingriffs,   • benennen Sie die Eckpunkte des Eingriffs (z. B. Anästhesie, Narkoseinleitung, Kreislaufstabilisierung),   • planen und begründen Sie die pflegetherapeutischen Interventionen. Begründen Sie die getroffenen Entscheidungen und Maßnahmen,   • führen Sie die notwendigen Maßnahmen durch,   • evaluieren Sie Ihr Vorgehen mit Ihren Praxisanleiter*innen.
Literatur: AWMF-Leitlinien (www.awmf.de) zum Thema Schwangerschaft und Geburt.   DNQP-Expertenstandard (https://www.dnqp.de/expertenstandards-und-auditinstrumente/)   Aktuelle Auflage Larsen Anästhesie und Intensivmedizin für die Fachpflege, Springer Verlag.

Eigene Notizen

5 Praktikumsnachweis für die Intensivstation und Anästhesie

Kompetenzeinschätzung durch die praxisanleitende, supervidierende Person

(Fremdeinschätzung – Auszufüllen durch den/die Praxisanleiter*in)

_____

Name der Praxisanleiter*in/Supervisor*innen

_____

Datum der Patient*innenvorstellung

	sehr stark ausgeprägt	stark ausgeprägt	eher stark ausgeprägt	etwas ausgeprägt	wenig ausgeprägt	gar nicht ausgeprägt
1. Entscheidungsfähigkeit Fähigkeit notwendige Entscheidungen unverzüglich zu treffen						
2. Initiative Fähigkeit notwendige Handlungen/Maßnahmen aktiv zu beginnen bzw. einzuleiten						
3. Kommunikationsfähigkeit Fähigkeit mit anderen erfolgreich zu kommunizieren						
4. Teamfähigkeit Fähigkeit im Team erfolgreich zu arbeiten						
5. Eigenverantwortung Fähigkeit eigenverantwortlich und selbstständig zu handeln						
6. Delegieren Fähigkeit Aufgaben sinnvoll zu verteilen						

Kommentare

_____   _____

Unterschrift Praxisanleiter*in   Unterschrift Lernende*r

5.14 Narkose bei Kindern

Narkose bei Kindern
Modulzuordnung:
Einsatzort:
Praxisanleiter*in oder Supervisor*in:
Lernziele: Die Lernenden • kennen die Definition der Allgemeinanästhesie. • kennen die relevanten Medikamente und Dosierungen zur Narkoseeinleitung. • kennen die Narkosestadien. • können das relevante Material und Medikamente vorbereiten. • können die Tubusgröße dem Gewicht und Alter des Kindes zuordnen. • können die Risiken präoperativ und die Intubationsbedingungen einschätzen (z. B. Mallampati-Klassifikation, Upper-Lip-Bite-Test). • können diese Patient*innengruppe leitliniengerecht betreuen.
Aufgabenstellung:. Wählen Sie ein Kind mit der Indikation einer Allgemeinanästhesie aus. • Beschreiben Sie die möglichen Indikationen einer Allgemeinanästhesie für Kinder, • erklären Sie die Wirkweise der Narkose (Einleitung, Aufrechterhaltung, Ausleitung) im Kontext der Besonderheiten einer Kinderanästhesie, • benennen und erläutern Sie die entscheidenden Eckpunkte in der Anamnese, welche Ihre Vorgehensweise bestimmen und beschreiben Sie die daraus resultierenden Lösungsstrategien (z. B. Einschätzung der Intubationsbedingungen, Möglichkeit der Maskenbeatmung, Sicherung des Atemweges), • schätzen Sie das anästhesiologische Management mittels relevanten validierten Scores (z. B. Mallampati-Klassifikation, Risiko-Index nach Arné) und den relevanten Laborparametern ein, • benennen Sie mögliche Komplikationen und Kontraindikationen des Narkoseverfahrens bei Kindern, • benennen Sie die Eckpunkte der Therapie (z. B. Medikamente, Material, Kreislaufüberwachung), • planen und begründen Sie die pflegetherapeutischen Interventionen. Begründen Sie die getroffenen Entscheidungen und Maßnahmen, • führen Sie die notwendigen Maßnahmen durch, • setzen Sie sich mit der Situation (Eltern, Bezugspersonen) auseinander, • evaluieren Sie Ihr Vorgehen mit Ihren Praxisanleiter*innen.
Literatur: AWMF-Leitlinien (www.awmf.de) zum Thema Narkose, schwieriger Atemweg und Pädiatrie Aktuelle Auflage Larsen Anästhesie und Intensivmedizin für die Fachpflege, Springer Verlag.

Eigene Notizen

5 Praktikumsnachweis für die Intensivstation und Anästhesie

Kompetenzeinschätzung durch die praxisanleitende, supervidierende Person

(Fremdeinschätzung – Auszufüllen durch den/die Praxisanleiter*in)

_____

Name der Praxisanleiter*in/Supervisor*innen

_____

Datum der Patient*innenvorstellung

	sehr stark ausgeprägt	stark ausgeprägt	eher stark ausgeprägt	etwas ausgeprägt	wenig ausgeprägt	gar nicht ausgeprägt
1. Entscheidungsfähigkeit Fähigkeit notwendige Entscheidungen unverzüglich zu treffen						
2. Initiative Fähigkeit notwendige Handlungen/ Maßnahmen aktiv zu beginnen bzw. einzuleiten						
3. Kommunikationsfähigkeit Fähigkeit mit anderen erfolgreich zu kommunizieren						
4. Teamfähigkeit Fähigkeit im Team erfolgreich zu arbeiten						
5. Eigenverantwortung Fähigkeit eigenverantwortlich und selbstständig zu handeln						
6. Delegieren Fähigkeit Aufgaben sinnvoll zu verteilen						

Kommentare

_____   _____
Unterschrift Praxisanleiter*in   Unterschrift Lernende*r

5.15 Betreuung bei Lokalanästhesie

Betreuung bei Lokalanästhesie
Modulzuordnung:
Einsatzort:
Praxisanleiter*in oder Supervisor*in:
Lernziele: Die Lernenden • kennen den Oberbegriff Lokalanästhesie und die entsprechenden Anästhesieformen. • kennen die rückenmarksnahen Verfahren. • kennen die peripheren Verfahren. • kennen die Kontraindikationen. • kennen die Komplikationen und die notwendigen Maßnahmen. • können die Durchführung einer Lokalanästhesie beschreiben und begleiten. • können die postanästhesiologische Betreuung durchführen. • können diese Patient*innengruppe leitliniengerecht betreuen.
Wählen Sie eine Patient*in mit durchzuführender Regionalanästhesie aus. • Beschreiben Sie die möglichen Indikationen der Regionalanästhesie, • erklären Sie die Wirkung des ausgewählten Anästhesieverfahrens und begründen Sie die Entscheidung, • benennen und erläutern Sie die entscheidenden Eckpunkte in der Anamnese, welche Ihre Vorgehensweise bestimmen und beschreiben Sie die daraus resultierenden Lösungsstrategien, • schätzen Sie den Anästhesieverlauf mittels den relevanten Labor- und Kreislaufparameter ein, • benennen Sie mögliche Komplikationen und Kontraindikationen des Verfahrens, • benennen Sie die Eckpunkte des Verfahrens (z. B. Kreislaufstabilisierung, Monitoring), • planen und begründen Sie die pflegetherapeutischen Interventionen. Begründen Sie die getroffenen Entscheidungen und Maßnahmen, • führen Sie die notwendigen Maßnahmen durch, • evaluieren Sie Ihr Vorgehen mit Ihren Praxisanleiter*innen.
Literatur: AWMF-Leitlinien (www.awmf.de) zum Thema Narkose, Lokalanästhesieverfahren Empfehlungen der DGAI (https://www.dgai.de/publikationen/vereinbarungen.html) zum Thema Regionalverfahren. Aktuelle Auflage Larsen Anästhesie und Intensivmedizin für die Fachpflege, Springer Verlag. Aktuelle Auflage Striebel. Die Anästhesie, Verlag Schattauer.

Eigene Notizen

5 Praktikumsnachweis für die Intensivstation und Anästhesie

Kompetenzeinschätzung durch die praxisanleitende, supervidierende Person

(Fremdeinschätzung – Auszufüllen durch den/die Praxisanleiter*in)

Name der Praxisanleiter*in/Supervisor*innen

Datum der Patient*innenvorstellung

	sehr stark ausgeprägt	stark ausgeprägt	eher stark ausgeprägt	etwas ausgeprägt	wenig ausgeprägt	gar nicht ausgeprägt
1. Entscheidungsfähigkeit Fähigkeit notwendige Entscheidungen unverzüglich zu treffen						
2. Initiative Fähigkeit notwendige Handlungen/Maßnahmen aktiv zu beginnen bzw. einzuleiten						
3. Kommunikationsfähigkeit Fähigkeit mit anderen erfolgreich zu kommunizieren						
4. Teamfähigkeit Fähigkeit im Team erfolgreich zu arbeiten						
5. Eigenverantwortung Fähigkeit eigenverantwortlich und selbstständig zu handeln						
6. Delegieren Fähigkeit Aufgaben sinnvoll zu verteilen						

Kommentare

Unterschrift Praxisanleiter*in   Unterschrift Lernende*r

5.16 Akutes Nierenversagen

Therapie bei akutem Nierenversagen
Modulzuordnung:
Einsatzort:
Praxisanleiter*in oder Supervisor*in:
Lernziele: Die Lernenden • kennen die Definition und Ätiologie des akuten Nierenversagens (ANV). • kennen das allgemeine und intensivmedizinische Management bei ANV. • kennen die aktuellen Nierenersatzverfahren. • können die Komplikationen der Verfahren beschreiben und beherrschen. • können diese Patient*innengruppe leitliniengerecht betreuen.
Wählen Sie eine Patient*in mit den Symptomen eines ANV aus. • Beschreiben Sie die möglichen Ursachen des ANV, • erklären Sie die pathophysiologischen Zusammenhänge, • benennen und erläutern Sie die entscheidenden Eckpunkte in der Anamnese, welche Ihre Vorgehensweise bestimmen und beschreiben Sie die daraus resultierenden Lösungsstrategien, • schätzen Sie den Krankheitsverlauf mittels relevanten Labor- und Mikrobiologieparametern ein, • benennen Sie mögliche Komplikationen und Kontraindikationen der Therapie, • benennen Sie die Eckpunkte der Therapie, differenzieren Sie hier insbesondere die unterschiedlichen Verfahren (z. B. Hämodialyse, Hämofiltration, Peritonealdialyse, CVVH, CVVHDF), • planen und begründen Sie die pflegetherapeutischen Interventionen. Begründen Sie die getroffenen Entscheidungen und Maßnahmen, • führen Sie die notwendigen Maßnahmen durch, • evaluieren Sie Ihr Vorgehen mit Ihren Praxisanleiter*innen.
Literatur: AWMF-Leitlinien zum Thema Nierenersatzverfahren, https://www.awmf.org/leitlinien/detail/ll/053-048.html Aktuelle Auflage Larsen Anästhesie und Intensivmedizin für die Fachpflege, Springer Verlag

Eigene Notizen

5 Praktikumsnachweis für die Intensivstation und Anästhesie

Kompetenzeinschätzung durch die praxisanleitende, supervidierende Person

(Fremdeinschätzung – Auszufüllen durch den/die Praxisanleiter*in)

Name der Praxisanleiter*in/Supervisor*innen

Datum der Patient*innenvorstellung

	sehr stark ausgeprägt	stark ausgeprägt	eher stark ausgeprägt	etwas ausgeprägt	wenig ausgeprägt	gar nicht ausgeprägt
1. Entscheidungsfähigkeit Fähigkeit notwendige Entscheidungen unverzüglich zu treffen						
2. Initiative Fähigkeit notwendige Handlungen/ Maßnahmen aktiv zu beginnen bzw. einzuleiten						
3. Kommunikationsfähigkeit Fähigkeit mit anderen erfolgreich zu kommunizieren						
4. Teamfähigkeit Fähigkeit im Team erfolgreich zu arbeiten						
5. Eigenverantwortung Fähigkeit eigenverantwortlich und selbstständig zu handeln						
6. Delegieren Fähigkeit Aufgaben sinnvoll zu verteilen						

Kommentare

Unterschrift Praxisanleiter*in   Unterschrift Lernende*r

5.17 Pneumonie

Pneumonie
Modulzuordnung:
Einsatzort:
Praxisanleiter*in oder Supervisor*in:
Lernziele: Die Lernenden • kennen die Ätiologie und Klassifikation der Pneumonie. • kennen die Pathophysiologie einer Pneumonie. • kennen die Symptome und Diagnostik einer Pneumonie. • kennen die Therapie einer Pneumonie. • können Präventionsmaßnahmen benennen. • können diese Patient*innengruppe leitliniengerecht betreuen.
Wählen Sie eine Patient*in mit den Symptomen einer Pneumonie aus. • Beschreiben Sie die möglichen Ursachen der der Pneumonie (z. B. Aspiration, bakteriell), • erklären Sie die pathophysiologischen Zusammenhänge (z. B. Ursache, Erreger, Ausprägung), • benennen und erläutern Sie die entscheidenden Eckpunkte in der Anamnese, welche Ihre Vorgehensweise bestimmen und beschreiben Sie die daraus resultierenden Lösungsstrategien, • schätzen Sie den Krankheitsverlauf mittels relevanten validierten Scores (z. B. CRB-65) und den relevanten Labor- und Mikrobiologieparametern ein, • benennen Sie mögliche Komplikationen und Kontraindikationen der Therapie, • benennen Sie die Eckpunkte der Therapie (z. B. Intravenöse Antiinfektiva, Oxygenierung), • planen und begründen Sie die pflegetherapeutischen Interventionen. Begründen Sie die getroffenen Entscheidungen und Maßnahmen, • führen Sie die notwendigen Maßnahmen durch, • evaluieren Sie Ihr Vorgehen mit Ihren Praxisanleiter*innen.
Literatur: AWMF-Leitlinien (www.awmf.de) zum Thema Pneumonie Aktuelle Auflage Larsen Anästhesie und Intensivmedizin für die Fachpflege, Springer Verlag Qualitätsindikatoren der DIVI (https://www.divi.de/empfehlungen/qualitaetssicherung-intensivmedizin/peer-review/qualitaetsindikatoren) Aktuelle Empfehlungen des RKI (https://www.rki.de/DE/Home/homepage_node.html)

Eigene Notizen

5 Praktikumsnachweis für die Intensivstation und Anästhesie

Kompetenzeinschätzung durch die praxisanleitende, supervidierende Person

(Fremdeinschätzung – Auszufüllen durch den/die Praxisanleiter*in)

___

Name der Praxisanleiter*in/Supervisor*innen

___

Datum der Patient*innenvorstellung

	sehr stark ausgeprägt	stark ausgeprägt	eher stark ausgeprägt	etwas ausgeprägt	wenig ausgeprägt	gar nicht ausgeprägt
1. Entscheidungsfähigkeit Fähigkeit notwendige Entscheidungen unverzüglich zu treffen						
2. Initiative Fähigkeit notwendige Handlungen/Maßnahmen aktiv zu beginnen bzw. einzuleiten						
3. Kommunikationsfähigkeit Fähigkeit mit anderen erfolgreich zu kommunizieren						
4. Teamfähigkeit Fähigkeit im Team erfolgreich zu arbeiten						
5. Eigenverantwortung Fähigkeit eigenverantwortlich und selbstständig zu handeln						
6. Delegieren Fähigkeit Aufgaben sinnvoll zu verteilen						

Kommentare

___

Unterschrift Praxisanleiter*in   Unterschrift Lernende*r

5.18 Patient*innentransport

Patient*innentransport
Modulzuordnung:
Einsatzort:
Praxisanleiter*in oder Supervisor*in:
Lernziele: Die Lernenden • kennen die CRM-Leitsätze. • kennen die relevanten Scores (ABCDE, SBAR, SAMPLER). • kennen die Kontraindikationen für einen Patient*innentransport. • können die Indikation für einen Patient*innentransport einordnen. • können diese Patient*innengruppe leitliniengerecht betreuen.
Wählen Sie eine Patient*in, die für einen Transport vorgesehen ist, aus. • Beschreiben Sie die möglichen Indikationen eines innerklinischen Patient*innentransports, • erklären Sie die pathophysiologischen Zusammenhänge während eines Patient*innentransports (z. B. Volumenverschiebung, Oxygenierung), • benennen und erläutern Sie die entscheidenden Eckpunkte in der Anamnese, welche Ihre Vorgehensweise bestimmen und beschreiben Sie die daraus resultierenden Lösungsstrategien, • evaluieren Sie den Transportverlauf und die Informationsweitergabe mittels relevanten validierten Scores (z. B. ISOBAR, ABCDE, SAMPLER), • benennen Sie mögliche Komplikationen und Kontraindikationen der Maßnahme, • benennen Sie die Eckpunkte der Maßnahme (z. B. Kreislaufstabilisierung, CRM-Leitsätze), • planen und begründen Sie die pflegetherapeutischen Interventionen. Begründen Sie die getroffenen Entscheidungen und Maßnahmen, • führen Sie die Transport Vor- und Nachbereitung und weitere notwendige Maßnahmen durch, • evaluieren Sie Ihr Vorgehen mit Ihren Praxisanleiter*innen.
Literatur: Aktuelle Empfehlung der DGAI (https://www.dgai.de/publikationen/vereinbarungen.html) zum Thema Transport von Patienten und Übergabe. Aktuelle Empfehlung der DIVI (https://www.divi.de/empfehlungen/publikationen) zum Thema Transport von Patient*innen. Aktuelle Auflage Larsen Anästhesie und Intensivmedizin für die Fachpflege, Springer Verlag. Aktuelle Empfehlungen des RKI (https://www.rki.de/DE/Home/homepage_node.html).

Eigene Notizen

5 Praktikumsnachweis für die Intensivstation und Anästhesie

Kompetenzeinschätzung durch die praxisanleitende, supervidierende Person

(Fremdeinschätzung – Auszufüllen durch den/die Praxisanleiter*in)

Name der Praxisanleiter*in/Supervisor*innen

Datum der Patient*innenvorstellung

	sehr stark ausgeprägt	stark ausgeprägt	eher stark ausgeprägt	etwas ausgeprägt	wenig ausgeprägt	gar nicht ausgeprägt
1. Entscheidungsfähigkeit Fähigkeit notwendige Entscheidungen unverzüglich zu treffen						
2. Initiative Fähigkeit notwendige Handlungen/Maßnahmen aktiv zu beginnen bzw. einzuleiten						
3. Kommunikationsfähigkeit Fähigkeit mit anderen erfolgreich zu kommunizieren						
4. Teamfähigkeit Fähigkeit im Team erfolgreich zu arbeiten						
5. Eigenverantwortung Fähigkeit eigenverantwortlich und selbstständig zu handeln						
6. Delegieren Fähigkeit Aufgaben sinnvoll zu verteilen						

Kommentare

Unterschrift Praxisanleiter*in   Unterschrift Lernende*r

5.19 Patient*innen mit Verbrennungen

Patient*innen mit Verbrennungen
Modulzuordnung:
Einsatzort:
Praxisanleiter*in oder Supervisor*in:
Lernziele: Die Lernenden • kennen die Ätiologie einer Verbrennung. • kennen die Pathophysiologie der Verbrennungskrankheit. • kennen die Therapie einer Verbrennungskrankheit. • können die Begriffe Verbrennung und Verbrennungskrankheit einordnen. • können die Symptome und die Klinik beschreiben. • können den Verbrennungsgrad einschätzen. • können diese Patient*innengruppe leitliniengerecht betreuen.
Wählen Sie eine Patient*in mit den Symptomen einer Verbrennung aus. • Beschreiben Sie die möglichen Ursachen der Verbrennung, • erklären Sie die pathophysiologischen Zusammenhänge der Verbrennung und Verbrennungskrankheit, • benennen und erläutern Sie die entscheidenden Eckpunkte in der Anamnese, welche Ihre Vorgehensweise bestimmen und beschreiben Sie die daraus resultierenden Lösungsstrategien (z. B. Inhalationstrauma), • schätzen Sie den Krankheitsverlauf mittels relevanten validierten Scores (z. B. NRS, Neuner-Regel nach Wallace) und dem relevanten Verbrennungsgrad ein, • benennen Sie mögliche Komplikationen der Therapie, • benennen Sie die Eckpunkte der Therapie (z. B. präklinisch, klinisch), • planen und begründen Sie die pflegetherapeutischen Interventionen. Begründen Sie die getroffenen Entscheidungen und Maßnahmen, • führen Sie die die Kreislaufstabilisierung und weitere notwendige Maßnahmen durch, • evaluieren Sie Ihr Vorgehen mit den Praxisanleiter*innen.
Literatur: AWMF-Leitlinien (www.awmf.de) zum Thema thermische Verletzungen bei Kindern und Erwachsenen Aktuelle Auflage Larsen Anästhesie und Intensivmedizin für die Fachpflege, Springer Verlag

Eigene Notizen

5 Praktikumsnachweis für die Intensivstation und Anästhesie

Kompetenzeinschätzung durch die praxisanleitende, supervidierende Person

(Fremdeinschätzung – Auszufüllen durch den/die Praxisanleiter*in)

___

Name der Praxisanleiter*in/Supervisor*innen

___

Datum der Patient*innenvorstellung

	sehr stark ausgeprägt	stark ausgeprägt	eher stark ausgeprägt	etwas ausgeprägt	wenig ausgeprägt	gar nicht ausgeprägt
1. Entscheidungsfähigkeit Fähigkeit notwendige Entscheidungen unverzüglich zu treffen						
2. Initiative Fähigkeit notwendige Handlungen/Maßnahmen aktiv zu beginnen bzw. einzuleiten						
3. Kommunikationsfähigkeit Fähigkeit mit anderen erfolgreich zu kommunizieren						
4. Teamfähigkeit Fähigkeit im Team erfolgreich zu arbeiten						
5. Eigenverantwortung Fähigkeit eigenverantwortlich und selbstständig zu handeln						
6. Delegieren Fähigkeit Aufgaben sinnvoll zu verteilen						

Kommentare

___

Unterschrift Praxisanleiter*in   Unterschrift Lernende*r

5.20 Postoperative Überwachung

Postoperative Überwachung
Modulzuordnung:
Einsatzort:
Praxisanleiter*in oder Supervisor*in:
Lernziele: Die Lernenden • kennen die Grundprinzipien der postoperativen Überwachung. • kennen die entsprechenden Narkoseverfahren. • kennen das postoperative Schmerzmanagement. • können die Vigilanz der Patient*inn einschätzen. • können ein postoperatives Delir-Screening durchführen. • können diese Patient*innengruppe leitliniengerecht betreuen.
Wählen Sie eine Patient*in nach einem elektiven operativen Eingriff aus. • Beschreiben Sie die Indikation der der postoperativen Überwachung bezogen auf den Eingriff, • erklären Sie die pathophysiologischen Zusammenhänge, • benennen und Erläutern Sie die entscheidenden Eckpunkte in der Anamnese, welche Ihre Vorgehensweise bestimmen und beschreiben Sie die daraus resultierenden Lösungsstrategien (z. B. Schmerzmanagement), • schätzen Sie den Überwachungsverlauf mittels relevanten validierten Scores (z. B. NRS, CAM-ICU, ICDSC, RASS) und den relevanten Vitalparametern ein, • benennen Sie mögliche postoperative Komplikationen, • benennen Sie die Eckpunkte der postoperativen Überwachung (z. B. apparativ, laborchemisch), • planen und begründen Sie die pflegetherapeutischen Interventionen. Begründen Sie die getroffenen Entscheidungen und Maßnahmen, • führen Sie die die postoperative Überwachung und weitere notwendige Maßnahmen durch, • evaluieren Sie Ihr Vorgehen mit Ihren Praxisanleiter*innen.
Literatur: AWMF-Leitlinien (www.awmf.de) zum Thema Postoperative Überwachung; Analgesie, Schmerz und Delir Management DNQP-Expertenstandard (https://www.dnqp.de/expertenstandards-und-auditinstrumente/) ESA-Guideline zum Thema postoperative Überwachung (https://www.esahq.org/guidelines/) Aktuelle Auflage Larsen Anästhesie und Intensivmedizin für die Fachpflege, Springer Verlag

Eigene Notizen

5 Praktikumsnachweis für die Intensivstation und Anästhesie

Kompetenzeinschätzung durch die praxisanleitende, supervidierende Person

(Fremdeinschätzung – Auszufüllen durch den/die Praxisanleiter*in)

_____

Name der Praxisanleiter*in/Supervisor*innen

_____

Datum der Patient*innenvorstellung

	sehr stark ausgeprägt	stark ausgeprägt	eher stark ausgeprägt	etwas ausgeprägt	wenig ausgeprägt	gar nicht ausgeprägt
1. Entscheidungsfähigkeit Fähigkeit notwendige Entscheidungen unverzüglich zu treffen						
2. Initiative Fähigkeit notwendige Handlungen/Maßnahmen aktiv zu beginnen bzw. einzuleiten						
3. Kommunikationsfähigkeit Fähigkeit mit anderen erfolgreich zu kommunizieren						
4. Teamfähigkeit Fähigkeit im Team erfolgreich zu arbeiten						
5. Eigenverantwortung Fähigkeit eigenverantwortlich und selbstständig zu handeln						
6. Delegieren Fähigkeit Aufgaben sinnvoll zu verteilen						

Kommentare

_____

Unterschrift Praxisanleiter*in   Unterschrift Lernende*r

5.21 Wärmemanagement

Wärmemanagement
Modulzuordnung:
Einsatzort:
Praxisanleiter*in oder Supervisor*in:
Lernziele: Die Lernenden • kennen die physiologischen Parameter. • kennen die Auswirkungen der Hypothermie auf die Homöostase. • kennen die Anzeichen einer Malignen Hyperthermie. • können die prä-, peri- und postoperativen Maßnahmen benennen. • können diese Patient*innengruppe leitliniengerecht betreuen.
Wählen Sie eine*n Patient*in für einem elektiven operativen Eingriff aus. • Beschreiben Sie die Indikation der postoperativen Temperaturüberwachung bezogen auf den Eingriff, • erklären Sie die pathophysiologischen Zusammenhänge, • benennen und Erläutern Sie die entscheidenden Eckpunkte in der Anamnese, welche Ihre Vorgehensweise bestimmen und beschreiben Sie die daraus resultierenden Lösungsstrategien (z. B. Gerinnungsmanagement), • schätzen Sie den Überwachungsverlauf mittels relevanten Vitalparametern ein, • benennen Sie mögliche postoperative Komplikationen, • benennen Sie die Eckpunkte der postoperativen Überwachung (z. B. Homöostase), • planen und begründen Sie die pflegetherapeutischen Interventionen. Begründen Sie die getroffenen Entscheidungen und Maßnahmen, • führen Sie die die postoperative Überwachung und weitere notwendige Maßnahmen durch. • evaluieren Sie Ihr Vorgehen mit Ihren Praxisanleiter*innen.
Literatur: AWMF-Leitlinien (www.awmf.de) zum Thema Wärmemanagement Aktuelle Auflage Larsen Anästhesie und Intensivmedizin für die Fachpflege, Springer Verlag

Eigene Notizen

5 Praktikumsnachweis für die Intensivstation und Anästhesie

Kompetenzeinschätzung durch die praxisanleitende, supervidierende Person

(Fremdeinschätzung – Auszufüllen durch den/die Praxisanleiter*in)

Name der Praxisanleiter*in/Supervisor*innen

Datum der Patient*innenvorstellung

	sehr stark ausgeprägt	stark ausgeprägt	eher stark ausgeprägt	etwas ausgeprägt	wenig ausgeprägt	gar nicht ausgeprägt
1. Entscheidungsfähigkeit Fähigkeit notwendige Entscheidungen unverzüglich zu treffen						
2. Initiative Fähigkeit notwendige Handlungen/Maßnahmen aktiv zu beginnen bzw. einzuleiten						
3. Kommunikationsfähigkeit Fähigkeit mit anderen erfolgreich zu kommunizieren						
4. Teamfähigkeit Fähigkeit im Team erfolgreich zu arbeiten						
5. Eigenverantwortung Fähigkeit eigenverantwortlich und selbstständig zu handeln						
6. Delegieren Fähigkeit Aufgaben sinnvoll zu verteilen						

Kommentare

Unterschrift Praxisanleiter*in   Unterschrift Lernende*r

5.22 Akute Pankreatitis

Therapie bei akuter Pankreatitis
Modulzuordnung:
Einsatzort:
Praxisanleiter*in oder Supervisor*in:
Lernziele: Die Lernenden - kennen die Ätiologie und Pathophysiologie der akuten Pankreatitis. - kennen die Symptome der akuten Pankreatitis. - kennen die Diagnostik der akuten Pankreatitis. - kennen die Therapie der akuten Pankreatitis. - können den Pflege-/Behandlungsprozess interprofessionell planen und begleiten. - können diese Patient*innengruppe leitliniengerecht betreuen.
Wählen Sie eine Patient*in mit den Symptomen einer akuten Pankreatitis aus. - Beschreiben Sie die möglichen Ursachen der akuten Pankreatitis, - erklären Sie die pathophysiologischen Zusammenhänge und das daraus resultierende Leitsymptom, - benennen und erläutern Sie die entscheidenden Eckpunkte in der Anamnese, welche Ihre Vorgehensweise bestimmen und beschreiben Sie die daraus resultierenden Lösungsstrategien, - schätzen Sie den Krankheitsverlauf mittels der relevanten Scores (z. B. BISAP) und den relevanten Laborparametern sowie der apparativen Diagnostik ein, - benennen Sie mögliche Komplikationen und Kontraindikationen der Therapie, - benennen Sie die Eckpunkte der Therapie (z. B. medikamentös, interventionell/operativ) - planen und begründen Sie die pflegetherapeutischen Interventionen. Begründen Sie die getroffenen Entscheidungen und Maßnahmen, - führen Sie die Antibiotikagabe, die Kreislaufstabilisierung und weitere notwendige Maßnahmen durch, - evaluieren Sie Ihr Vorgehen mit Ihren Praxisanleiter*innen.
Literatur: AWMF-Leitlinien (www.awmf.de) zum Thema Pankreatitis Aktuelle Auflage Larsen Anästhesie und Intensivmedizin für die Fachpflege, Springer Verlag

Eigene Notizen

5 Praktikumsnachweis für die Intensivstation und Anästhesie

Kompetenzeinschätzung durch die praxisanleitende, supervidierende Person

(Fremdeinschätzung – Auszufüllen durch den/die Praxisanleiter*in)

Name der Praxisanleiter*in/Supervisor*innen

Datum der Patient*innenvorstellung

	sehr stark ausgeprägt	stark ausgeprägt	eher stark ausgeprägt	etwas ausgeprägt	wenig ausgeprägt	gar nicht ausgeprägt
1. Entscheidungsfähigkeit Fähigkeit notwendige Entscheidungen unverzüglich zu treffen						
2. Initiative Fähigkeit notwendige Handlungen/ Maßnahmen aktiv zu beginnen bzw. einzuleiten						
3. Kommunikationsfähigkeit Fähigkeit mit anderen erfolgreich zu kommunizieren						
4. Teamfähigkeit Fähigkeit im Team erfolgreich zu arbeiten						
5. Eigenverantwortung Fähigkeit eigenverantwortlich und selbstständig zu handeln						
6. Delegieren Fähigkeit Aufgaben sinnvoll zu verteilen						

Kommentare

Unterschrift Praxisanleiter*in　　　　　　　　　　　Unterschrift Lernende*r

Schlusswort

Wir hoffen, dass dieses Buch Sie bei Ihren Praxiseinsätzen in der Notaufnahme, in der Anästhesie und Intensivstation unterstützen konnte. Die verschiedenen Praxisaufträge sollten Ihnen das Lernen Schritt für Schritt bzw. Fall für Fall erleichtern und Ihnen einen Überblick über die häufigsten Behandlungsanlässe und Leitsymptome geben. Dies wird Sie dabei unterstützen, sich diese Arbeitsfelder strukturiert zu erarbeiten und Ihr Wissen und Ihre Fähigkeiten zu erweitern.

Wir hoffen, Sie hatten beim praktischen Lernen in diesen herausfordernden Praxisbereichen viele interessante Erlebnisse und einen guten Lernerfolg.

Mit dieser Basis an Wissen und Fähigkeiten wünschen wir Ihnen einen interessanten und auch weiterhin lehrreichen Berufseinstieg bzw. Berufsalltag.

Die Autorinnen, die Autoren

Literatur

Behrend, R., 2020. »Netzwerk für interprofessionelle Ausbildung« an der Charité – Plattform für Austausch und Weiterentwicklung des interprofessionellen Lernens an der Charité. Zugriff am 12.12.2020 unter https://dsfz.charite.de/fileadmin/user_upload/microsites/sonstige/dsfz/dokumente/200806_Netzwerk_interp_Ausb_neu.pdf

Boet, S., Bould, M. D., Layat Burn, C., Reeves, S., 2014. Twelve tips for a successful interprofessional team-based high-fidelity simulation education session. Medical Teacher 36, 853–857. https://doi.org/10.3109/0142159X.2014.923558

Deutsche Krankenhausgesellschaft, 2019. DKG-Empfehlung für die Weiterbildung Notfallpflege vom 18. Juni 2019. Zugriff am 28.11.2020 unter https://www.dkgev.de/fileadmin/default/Mediapool/2_Themen/2.5._Personal_und_Weiterbildung/2.5.11._Aus-_und_Weiterbildung_von_Pflegeberufen/DKG-Empfehlung_fuer_die_Weiterbildung_Notfallpflege/DKG-Empfehlung_Weiterbildung_Notfallpflege.pdf

Guraya, S.Y., Barr, H., 2018. The effectiveness of interprofessional education in healthcare: A systematic review and meta-analysis. The Kaohsiung Journal of Medical Sciences 34, 160–165. https://doi.org/10.1016/j.kjms.2017.12.009

Hautz, S.C., Schuler, L., Kämmer, J.E., Schauber, S.K., Ricklin, M.E., Sauter, T.C., Maier, V., Birrenbach, T., Exadaktylos, A., Hautz, W.E., 2016. Factors predicting a change in diagnosis in patients hospitalised through the emergency room: a prospective observational study. BMJ Open 6, e011585. https://doi.org/10.1136/bmjopen-2016-011585

Heyse, V, Giger, M, Abele-Brehm, A. E., (Hrsg.) 2015. Erfolgreich in die Zukunft: Schlüsselkompetenzen in Gesundheitsberufen; Konzepte und Praxismodelle für die Aus,- Fort- und Weiterbildung in Deutschland, Österreich und der Schweiz, Heidelberg: medhochzwei-Verlag(Gesundheitsmarkt in der Praxis).

Jacobs, K., Kuhlmey, A., Greß, S., Klauber, J., Schwinger, A., 2019. Pflege-Report 2019: mehr Personal in der (Langzeit-)Pflege – aber woher? Springer-Verlag GmbH

Lehmann, Y, Schaepe, C, Wulff, I, Ewers, M., 2019. Pflege in anderen Ländern: Vom Ausland lernen? 1. Auflage. Stiftung Münch. Heidelberg:medhochzwei.

MFT – Medizinischer Fakultätentag (Hrsg.) Nationaler Kompetenzbasierter Lernzielkatalog Medizin. Berlin: MFT; 2015). Zugriff am 12.12.2020 unter https://www.medstudek.uni-freiburg.de/studienganguebergreifende-bereiche/kompetenzzentrum/bmbf-verbundprojekt-merlin/nklm-final.

Nock, L., 2016. Interprofessional teaching and learning in the health care professions: A qualitative evaluation of the Robert Bosch Foundation's grant program »Operation Team.« GMS Journal for Medical Education; 33(2):Doc16. https://doi.org/10.3205/ZMA001015

Rall, M., Oberfrank, S., 2013. »Human factors« und »crisis resource management«: Erhöhung der Patientensicherheit. Unfallchirurg 116, 892–899. https://doi.org/10.1007/s00113-013-2447-5

Reeves, S., 2016. Ideas for the development of the interprofessional education and practice field: An update. Journal of Interprofessional Care 30, 405–407. https://doi.org/10.1080/13561820.2016.1197735

Robert Bosch Stiftung, 2018. Mit Eliten pflegen. Für eine exelente, zukunftfähige Gesundheitsversorgung in Deutschland. Zugriff am 12.5.2020 unter https://www.bosch-stiftung.de/sites/default/files/publications/pdf/2018-02/RBS_Broschuere_360Grad_Pflege_Manifest_WEB_ES.pdf

Sauter, W., Staudt, A.-K., 2016. Kompetenzmessung in der Praxis: Mitarbeiterpotenziale erfassen und analysieren, essentials. Springer Gabler, Wiesbaden.